Nutrition knowledge and food intake

煮雞蛋八分鐘最有營養？ 柳橙汁卸妝能深層清潔？

簡單的家常便飯
不簡單的營養學問

晚上吃番茄瘦身又美容？ 幼兒吃毛豆能提升智力？

冰箱的食材，日常的習慣，正確的觀念，
原來美味與養生結合如此簡單！

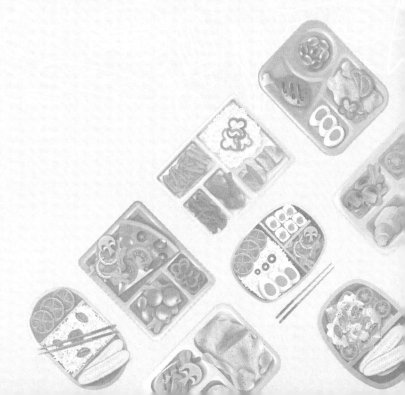

陳明憲
盧　維——著

目錄

前言

第一章　五穀雜糧總動員，營養價值不可替代

米類 —— 營養高，健脾胃 ……………………………… 10

玉米 —— 趕走富貴病 ……………………………………… 12

全麥類 —— 營養均衡而全面 …………………………… 21

豆類 —— 補給能量，降低膽固醇 ……………………… 30

其他雜糧 —— 芡實、芝麻 ……………………………… 52

第二章　營養飲食有祕密，各類蔬菜比一比

莖葉類蔬菜 —— 營養價值最豐富 ……………………… 58

根類蔬菜 —— 保健效果好 ……………………………… 69

果實類蔬菜 —— 促進食慾，幫助吸收 ………………… 76

瓜類蔬菜 —— 排除毒素，改善容顏 …………………… 85

芽類蔬菜 —— 清腸胃，解熱毒 ………………………… 91

野菜 —— 防病治病的良藥 ……………………………… 96

第三章　蛋類營養多，吃法也不同

雞蛋 —— 增進神經系統的功能 ………………………… 108

目錄

第四章　肉類食物這樣吃，養生之道才正確

豬肉 —— 滋陰潤燥 …………………………………134

雞肉 —— 補精養血 …………………………………137

牛肉 —— 病人調養佳品 ……………………………144

羊肉 —— 冬季進補佳品 ……………………………147

第五章　奶類營養有優勢，吃出健康很容易

牛奶 —— 蛋白瓊漿 …………………………………154

優酪乳 —— 促進消化，易於吸收 …………………159

乳酪 —— 含鈣豐富 …………………………………165

第六章　水果乾果類食物，美味滋補可兼得

葡萄 —— 種類豐富，功效各異 ……………………172

香蕉 —— 消除疲勞 …………………………………174

芭樂 —— 軟化血管，降低血脂 ……………………176

奇異果 —— 維他命 C 之王 …………………………177

草莓 —— 溫肺，補血 ………………………………179

木瓜 —— 護肝抗腫瘤 ………………………………180

荔枝 —— 美容祛斑 …………………………………182

哈密瓜 —— 消暑止渴 ………………………………184

香瓜 —— 消暑熱，解煩渴 …………………………187

西瓜 —— 消暑止渴 …………………………………188

橘子 —— 補充維他命，增強抵抗力 ………………189

柳丁 —— 補充維他命，增強抵抗力 ………………192

柚子 —— 降脂降糖 …………………………………195

檸檬 —— 美白瘦身 …………………………………… 197

蘋果 ——「全科醫生」 ……………………………… 198

梨子 —— 潤肺止咳 …………………………………… 200

山楂 —— 健胃消食 …………………………………… 203

桃子 —— 補虛益氣 …………………………………… 205

李子 —— 生津潤喉 …………………………………… 207

杏 —— 保護視力 ……………………………………… 208

櫻桃 —— 調養氣血 …………………………………… 210

紅棗 —— 補血養顏 …………………………………… 212

第七章　常吃菌類，補充營養又長壽

木耳 —— 活血抗栓 …………………………………… 216

香菇 —— 降壓降脂 …………………………………… 219

第八章　科學食用水產類，身體才能保安康

鯽魚 —— 健脾止咳 …………………………………… 226

草魚 —— 促進血液循環 ……………………………… 230

白帶魚 —— 護心健腦 ………………………………… 233

蝦 —— 補充鈣和蛋白質 ……………………………… 238

第九章　健康飲食有技巧，會吃調味料美味來

蔥 —— 解毒，發汗 …………………………………… 244

薑 —— 驅寒，殺菌 …………………………………… 247

蒜 —— 天然土黴素 …………………………………… 251

目錄

前言

　　現代人幾乎每分每秒都在巨大的生活漩渦當中掙扎著，壓力越來越大。但是我們一定要明白，每當自己感到生活壓力太大的時候，不妨回到久違的家中去尋找一份力量，而能夠時常與家人一起吃一頓家常便飯，那麼將讓你以一種更加健康和愉悅的生活方式和心態來面對各方面的壓力。

　　有人說，回家吃飯有那麼複雜和講究嗎？其實，專家透過調查發現，很多人吃了一輩子的飯，但是卻始終沒有找到吃飯的幸福感和吃飯的營養價值。

　　吃飯首先要講究的是心情，回家，其實就是回歸到一種簡單、正常的生活方式當中，回家就是養心，只有心情好，才能夠吃得香，身體也才能更好地吸收飯菜水果中的營養。

　　除此之外，家常便飯其實也是非常不簡單的，例如，吃生薑去皮和不去皮在這當中就有著非常大的學問，生薑皮屬陰，而生薑肉屬陽，如果在沒有弄清自己的體質之前，就隨便吃的話，那麼久而久之，身體必然會出現問題。

　　由此可見，吃的真諦絕對不僅僅是色香味，更在於我們要弄

前言

清楚食物的陰陽偏性，以其偏性來糾正人體的偏性，如果每個人都能夠做到這一點，那麼家常便飯就好似靈丹妙藥了。

本書的內容綜合了中華傳統食物健康理論與現代營養知識，而且還引入了一些最新的健康觀念和研究資料，並且結合華人的日常飲食習慣，編寫而成。

在這本書中，全面介紹了食物營養與健康的關係，一些常見食物的營養功效，家常菜搭配當中的錯誤，不同體質飲食宜忌，常見病患者注意的飲食宜忌等等；可謂是內容科學、實用，讓您能非常輕鬆搭配出飲食的黃金搭檔，讓你成為自己的家庭營養師，學會利用食物來保健養生。

本書還包含了很多傳統養生和保健祛病的方法，涉及的很多食材都是我們再熟悉不過的，比如：雞、牛肉、雞蛋、薑、陳皮、薺菜、蒜等等，烹調方法也不難，原來美味和養生結合如此簡單易行。書裡還包括了一些簡便易行的食療食譜，一些家常小病只要下廚做點好吃的就行了，相當實用。

最為打動人的是作者用清新親切的筆調，娓娓道來各種食材的藥性和原理，以及應該如何搭配又該在什麼情況下食用，溫暖而感人。作者寫作功力相當不俗，閱讀起來真是一種享受，這是值得保存並經常翻閱的一本好書。

第一章
五穀雜糧總動員，營養價值不可替代

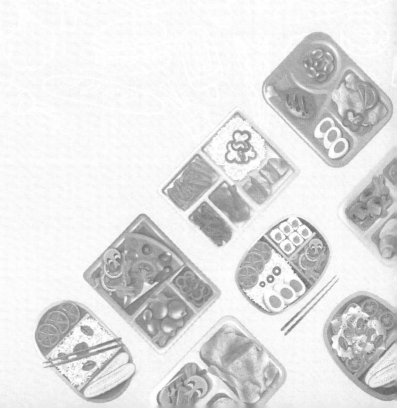

米類 —— 營養高，健脾胃

大米 —— 五穀之首

為什麼要吃

大米，就是稻穀脫去皮以後的部分。大米一直是華人地區的主食之一，不管是在家庭廚房，還是去餐廳宴請，米飯都是不能缺少的。

大米所含的主要營養包括：澱粉、醣類、麥芽糖、果糖、鈣、磷、鐵、維他命 B1、維他命 B2、蛋白質等。

大米作為我們日常生活的主食，可以說是老少皆宜。雖然大米中所含營養成分不是很多，但是我們食用大米的量比較大，所以對人們來說營養功效就很高，大米是我們補充營養的基礎食物，而碳水化合物也是人體大腦唯一的供應管道。

米湯和大米粥都比較適合幼兒營養的吸收。米粥有清肺、養胃、健脾等功效。米湯有潤燥、養陰、潤肺的功效，性平味甘，非常適合正在發育的嬰幼兒的身體所需。不僅如此，米湯還可以讓胃液的分泌量增加，促進消化，而且對吸收脂肪有促進作用，讓奶粉中的酶蛋白凝結成柔軟的小塊，讓孩子更容易吸收和消化，所以，用米湯給孩子沖奶粉或者作為輔助食品，都是父母不錯的選擇。

大米中有一種優質的蛋白質，有助於血管的柔軟，有著降血壓的作用。不僅如此，大米中含有一種水溶性食物纖維，可以把大腸內所產生的膽酸汁排出體外，能預防動脈硬化等心腦血管等疾病。所以，對於年紀比較大的人來說，大米也是一種不錯的保健食品。

從中醫的角度看，一般認為大米味甘性平，有補氣益中、養胃健脾、強志益精、中和五臟、舒通血脈、明目耳聰、去煩躁、去飢渴、防止腹瀉的功效，經常食用大米可以使氣色紅潤。

到底怎麼吃

長時間以來，人們總是認為大米越精越好，其實，大米裡面的營養95% 都是在大米的胚芽、米糠當中，而且，在精白米加工的過程中，這些部分是非常容易被磨掉的，等於最後也就保留了 5% 的營養成分。

而且將糙米經適當加工之後的「胚芽米」，可以保留大米當中的各種維他命、礦物質以及各種微量元素，也可以為我們提供更豐富的營養。

大米可以蒸、煮、炒著吃，其味道各有不同。

你可能不知道

大米究竟可以分成幾類

大米性味甘平，其主要功效有明目聰耳、養胃健脾、強志益精的作用，故被稱之為「五穀之首」。在全球，約有一半以上的人口的主食是大米。

大米的種類主要有糯米、粳米、秈米。糯米是由糯性稻穀長成，不透明，顏色呈乳白色，呈現出半透明，黏性較強的特點，糯米的種類可分粳糯米和秈糯米。粳糯米是用粳型糯性稻穀碾製成的，米粒的形狀一般呈橢圓形；秈糯米是用秈型糯性稻穀碾製成的，米粒的形狀一般為橢長形或細長形。

粳米是用粳型無非糯性稻穀碾製成的，米粒的形狀一般為橢圓形。根

據粳米成熟的季節，分為早粳米和晚粳米兩種。

　　秈米是用秈型非糯性稻穀碾製成的，米粒的形狀一般為長橢型，或者是細長形。而根據秈米的成熟期不同，一般又分為早秈米和晚秈米。

玉米 —— 趕走富貴病

為什麼要吃

　　從古至今，玉米的養生功效為人所樂道，無論是帝王將相，還是平民百姓，對玉米情有獨鍾的不在少數。而且美國的一個醫學組織做過一個調查，發現印第安人很少有人患有動脈硬化、高血壓等疾病，調查結果發現他們經常吃玉米。後來，經過進一步深入的研究，玉米中含有維他命 E、穀固醇、亞麻油酸、卵磷脂，這些成分對於治療高血壓和動脈硬化療效顯著。從此之後，美國人的餐桌上多了一份玉米，而美洲、非洲、歐洲、日本、中國等地區食用玉米的歷史已經非常長久了。

　　其實從中醫的角度來講，玉米有一定的保健作用。傳統醫學認為玉米性味平甘，入肝、腎、膀胱經，可以發揮消腫利尿、祛溼健脾、利膽平肝的作用。玉米還可以促進食慾。

　　在李時珍的《本草綱目》中記載，其「調中開胃」，醫書《本草推陳》則把玉米看作是助消化的健胃劑，而且認為煎服玉米有利尿的作用。因此，對於食慾不振的人，比如久病在床的人、兒童，特別是老年人，日常的生活中經常食用玉米粥對身體非常有益。

　　玉米不僅有保養身體的作用，玉米鬚也有其藥用價值。它來源於玉米的花柱和柱頭，在《滇南本草》中把玉米鬚列入藥材。在採集玉米鬚的時

候，一般要到深秋時節，玉米已經成熟，把已經乾燥的玉米鬚摘下來，不要去採集新鮮的嫩綠的玉米鬚。玉米鬚最為顯著的功效是利水，比如說小便不利、水腫、乳汁不通等病，用玉米鬚治療效果非常顯著。而且，玉米鬚還有降血糖、降血壓的作用。

到底怎麼吃

吃玉米首先要吃鮮，鮮玉米的水分、活性物、維他命等多種營養成分都要比老熟玉米多很多。

當然，我們在烹調之後的玉米會損失掉一部分的維他命 C，可是卻能夠釋放出其他的營養物質，特別是一種酚類化合物的離胺酸，而它對於癌症等疾病是具有一定療效的。

在現實生活中，很多人在煮玉米的時候，喜歡把玉米鬚、玉米葉都弄得非常乾淨，其實這樣的吃法是不正確的，浪費了大量的營養物質。

玉米鬚具有利膽、利尿、降血糖的功效，而玉米梗芯還能夠止汗。除此之外，我們在啃玉米的時候，應該把白色的胚芽部分吃乾淨最好。

你可能不知道

玉米中富含有 7 種「抗衰劑」

透過實驗研究，在每 100 克玉米中就能提供近 300 毫克的鈣，與乳製品所含鈣的數量一樣多，而鈣元素能降低血壓。如果人體每天攝取 1 克鈣，大約一個半月的時間，血壓就會降低 9%。還有一點，胡蘿蔔素在玉米當中的含量也非常高，被人體吸收後就可以轉化為維他命 A，能很好地預防癌症；植物纖維素能夠有效地幫助人體排出致癌物質和有害毒素；

天然維他命 E 的主要功效有防止皮膚病變的功效、促進細胞分裂、延緩衰老、降低血清膽固醇等，而且可以有效地減輕腦動脈硬化和老年痴呆。醫學專家提出，葉黃素、玉米黃素能防治眼睛老化。而且，經常吃玉米可以有效的減輕抗癌藥物對人體的不良作用，活躍腦細胞，有效的提高人的記憶力。

小米 —— 補虛損，益腸胃

為什麼要吃

小米具有防治消化不良的功效

中醫理論認為，小米性平味較甘鹹，其主要功效有解渴清熱、除溼健胃、安眠養胃。如果在睡前食用小米粥，非常容易讓人進入夢鄉。

屬於鹼性穀類的小米，有滋陰的功效，如果上肢酸痛，或者是胃脹泛酸的人，可以經常食用一些。小米還對口臭有防治作用，有效的減少口腔中細菌的滋生。而且小米中豐富的胺基酸對預防流產的效果顯著，還可以預防女性陰道炎。

對於那些患有腹瀉、嘔吐、消化不良和糖尿病的患者來說，小米也是不錯的選擇。如果有腹瀉的症狀，在煮之前可以炒一下，腹瀉嘔吐或者是消化不良的患者，小米粥是不錯的選擇；孕期婦女早晨不適，或者說是產後調養，經常吃小米粥有利於身體的恢復。

除此之外，小米對於反胃和嘔吐有一定的治療作用，不僅如此，養血滋陰的功效也非常顯著，對於那些體質虛寒的孕婦來說有調養身體的作用，有助其恢復體力。小米不僅富含豐富的營養物質，色胺酸的含量在穀

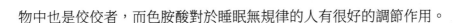

物中也是佼佼者，而色胺酸對於睡眠無規律的人有很好的調節作用。

到底怎麼吃

做小米粥的方法非常多，我們可以直接放在鍋裡煮，也可以在熬粥的時候放入一些蓮子、地瓜、紅豆、百合等，根據自己的喜好熬成風味不同的營養粥。

我們也可以把小米磨粉做糕點，可口美味。將紅棗、小米、紫米、玉米渣、紅豆、花生、綠豆放在一起熬製成黏稠狀，它的營養價值也就越高了，富含多種營養元素和碳水化合物，對於那些腸胃不好、飲食欠佳的族群非常有效，而且對治療貧血有幫助。

你可能不知道

小米宜與黃豆混合食用

小米中所含的胺基酸比較多但是缺少離胺酸，而黃豆中的離胺酸含量非常豐富，放在一起就可以達到互補的作用。但是需要大家清楚一點，小米粥熬製不要太稀。

中醫講，小米可入脾、腎、胃經，健脾養胃的功效非常顯著，對於那些脾胃虛弱的人比較適合。我們在煮粥的時候，我們就會看到一個現象，等到粥涼一些後，在粥上面就會有一層細膩的薄膜，我們稱作「粥油」，可以有效的保護胃黏膜，對於患有慢性胃炎和胃潰瘍的患者非常有幫助。需要特別說明的是，新鮮小米的營養價值要高於陳米的價值。

高粱米 —— 宜做粥，治腹瀉

為什麼要吃

高粱米有健脾溫胃，益胃澀腸的功效。適用族群是那些患有食少泄瀉、脾虛溼困和小兒消化不良的族群，對於頑痺有輔助治療作用。

高粱性溫味甘澀，主要功效有止泄消積、清熱潤肺、養胃健脾、利尿止汗、安眠養胃，經常食用高粱米可以治療痢疾、小便淋澀、肺陰不足、消渴、肺熱、陽盛陰虛、失眠多夢等症。

到底怎麼吃

高粱米不僅可以直接使用，還可以用來釀酒、製糖。高粱根是很好的藥材，其主要功效有利尿、止血、平喘。其根莖富含糖分，可以用其榨糖，所以高粱有一個別稱叫做「甜秫秸」。

如果將高粱米與其他穀物混合食用，那麼其營養價值就會更加的豐富。白高粱最適合人體吸收，營養價值最高，食用品質好，還可以製成澱粉等。

介紹一些用高粱米食療的方法：

1　治小兒消化不良：紅棗 8 顆、紅高粱米 50 克左右。紅棗去核炒熟，高粱米炒至微黃，放在研缽中研磨成粉末。每天兩次，兩歲左右兒童每天 10 克左右，三至五歲的小孩子每次不超過 15 克。

2　治食積：高粱米 30 ～ 60 克，用水煎服。

3　治腹瀉：帶殼的紅高粱 30 ～ 60 克，炒焦，加百草霜少許，用水煎服，每天一次。

4　治痢疾：高粱根截成小段，糖 120 克，用水加熱後喝汁。

5　治大便下血：高粱穗 9 克左右，烘乾後放入研缽研磨成粉末，用黃酒調服。

6　治漿液性胸膜炎：高粱米糠 120 ～ 180 克，用蒸籠上屜蒸 30 分鐘左右，用燒酒調敷患處。

7　治女性倒經：紅高粱花 50 克左右，用水煎後，汁液放紅糖飲用。

8　治女性崩漏：高粱黴包 15 克，百草霜 3 ～ 6 克，用水煎煮取汁，放入紅糖後食用。

9　治腳氣：陳年高粱若干，時間在五到六年最佳，用火烤至微黃，塗於患處。

你可能不知道

　　高粱，俗稱蜀黍、茭子等，屬於高粱屬禾本科，草本植物一年生，是一種有悠久歷史的穀類作物。高粱的品種非常豐富，根據高粱的色澤外觀，可以分為紅高粱、白高粱、黃高粱等；按照品種，可以分為粳高粱和糯高粱。

　　高粱的產物就是高粱米，澱粉的含量在 60% 以上。蛋白質的含量是 8.4%，脂肪含量是 2.7%，其中碳水化合物含量 75.6%，粗纖維 0.3%。100 克的高粱米的熱量為 364.7 大卡。

千萬要注意

　　高粱米所含的脂肪和鐵含量要遠遠超過大米，高粱皮膜中還含有一些鞣酸和色素，如果加工工藝過粗，高粱米飯的顏色呈紅色，味道有些澀，不利於蛋白質的吸收和消化。所以在食用時，應該選擇較細的加工。

　　高粱還有一定的藥用價值，其功效健脾養胃、溫中消積、澀腸胃、止

霍亂等。高粱中的單寧具有收斂固脫的作用，高粱米粥比較適合患有慢性腹瀉的病人，而且療效顯著，但是患有便祕的族群，就應該不食或者是少食高粱。

薏仁 —— 清熱消腫，健脾去溼

為什麼要吃

　　薏仁既是一種糧食作物也是一種滋補佳品。根據相關單位的研究化驗，薏仁中蛋白質的含量是 16.2%，脂肪占 4.6%，比重最大的是醣類占 79.2%。在冬天用薏仁清燉豬蹄、排骨和雞，滋補的效果就會更佳地明顯。在酷熱的夏天煮薏仁粥，或者是把薏仁做成冷飲，可以說是消暑健身的佳品。薏仁的種仁和根還具有藥用價值。

　　在《本草綱目》當中李時珍提到：薏仁能「益胃健脾，清熱補肺，勝溼祛風。作為飯食用，治療肢冷。煎飲，有助小便。」

　　尤其是最近幾年，對於薏仁的研究不斷深入，薏仁還有一定的防癌作用，初步鑑定，薏仁對於癌症的防治率在 35% 以上。

　　在中國桂林就有這樣的民謠：「薏米勝過靈芝草，藥用營養價值高，常吃可以延年壽，返老還童立功勞。」由此我們可知，薏仁的保健功效非常顯著。

　　其實，薏仁的作用還有消腫利水、去溼健脾、除痺舒筋、排膿清熱，可以說在利水滲溼方面的作用效果明顯。

到底怎麼吃

薏仁紅豆粥

薏仁紅豆粥的主要作用就是袪除溼氣，薏仁紅豆粥可以清理體內溼氣，非常適合夏季飲用，以及身體中溼氣比較重的人飲用。當然，也可以作為主食食用，是健脾袪溼的最佳選擇。

薏仁在中藥中叫做「薏苡仁」，《神農本草經》中將其放在很高的位置，主要功效是治溼痺、通腸胃、消除水腫、益胃健脾，長期服用可以益氣減肥。

紅豆，中醫叫做「赤小豆」，重要功效是消腫、利水、健脾胃，由於表面是紅色的，紅色的食物補心，對心臟也有養護作用。

在現代社會，隨著生活工作壓力的不斷增加，氣虛心弱，飲食不振，運動量減少已經成為了普遍現象。既要袪除體內的溼氣還要補心，還需要調理脾胃，那麼最好的選擇就是薏仁和紅豆。將其做成粥，主要原因就是便於人體的快速吸收，而且不會對脾胃造成任何傷害。

薏仁和紅豆都有消腫的作用，這就比較有趣了。不要以為這裡說的腫是水腫。我們不難發現，身邊肥胖的人在不斷增加，這也是一種「腫」，叫做體態臃腫。

從中醫角度來看，體重過重也好，水腫也罷，都表示體內有溼氣。水液不可以隨氣血貫通，滯留在人的體內，從而讓人變得體態臃腫。

水腫如此，肥胖也是如此，只是兩者的程度不同而已。袪溼效果好的藥物或者是食物都是把體內的溼氣排除，最終達到消腫的目的。所以，紅豆是治療水腫必不可少的，而且有實際證明，薏仁紅豆粥有非常好的減肥

功效，不但有利於減肥，而且對身體無傷害，尤其是對於中老人肥胖者，效果非常顯著。

溼邪是各種頑固性疾病、各種慢性疾病的產生原因，而薏仁紅豆湯對於袪除溼邪效果顯著，是比較適合飲用的食物。一般情況下，醫生在進行診斷治療過程中，都會囑託病人在飲食起居上注意，有些有經驗的醫生就會囑託患者熬薏仁紅豆湯當飲料喝。而對於那些情況沒有過重的病人來說，就可以用紅豆和薏仁放在一起煮粥，在吃晚飯的時候作為主食。

薏仁紅豆粥還有一非常好的優點，熬的時間過長也不會過於黏稠，熬爛之後薏仁和紅豆會沉在底下，上面呈現的湯是淡紅色的，而且有效的營養成分一般都在湯裡面。熬粥的時候，我們可以適當的多加一些水，湯汁就夠我們喝很長時間，可以當飲品來喝。

你可能不知道

我們把鮮奶煮至沸騰，加入一定量的薏仁粉，攪拌以後食用，對身體非常有好處。在薏仁中富含豐富的蛋白質分解酵素，有皮膚角質軟化的作用，用於治療皮膚贅疣、粗糙不光滑的效果明顯，長期服用效果會更加明顯。而且，對於紫外線有一定的吸收能力，將其提煉物放入化妝品中，可發揮美白防晒、防輻射的作用。

薏仁的功效還有防止脫髮，使頭髮保持營養並且能夠讓頭髮柔軟光潔等。

千萬要注意

薏仁比較堅硬，煮熟的時間很長，在熬製之前應該用溫水浸泡 2～3 小時，當其充分吸收水分之後，再放入其他的米類煮，熬粥的時間就會

縮短了。

全麥類 ── 營養均衡而全面

小麥 ── 養心安神

為什麼要吃

大家都知道胃潰瘍的患者一般是不能吃米飯的，吃米飯的時候就會感覺胃部疼痛。這是因為胃潰瘍的患者脾胃屬性本來就是寒的，而米飯也是寒涼的，胃部的感覺自然是非常不舒服的。而對於這種患有虛寒型胃潰瘍患者，吃一些饅頭是不錯的選擇，饅頭是由小麥加工而成，其本身的屬性就是溫和的，我們把其烤熟，就是增加了饅頭的熱量，溫性自然就會增加。如果虛寒型胃潰瘍患者經常吃一些饅頭，胃裡自然會感覺舒服一些。

脾胃主要在接受和吸納，調理脾胃關鍵在於調養，而不是改造脾胃。當然，胃潰瘍的類型不是單一的，我們現在說的這種脾胃虛寒的類型，說的是在吃完米飯以後，就會覺得非常不舒服的胃潰瘍患者，對飲食結構進行調整，病症自然就會有所改變。

曾有人做過實驗，把烤焦的饅頭片放在顯微鏡下觀察，就會發現焦末如同是吸水的海綿，饅頭片上有小孔，而這些小孔不僅能夠吸收水和氣體，而且還對細菌有吸附作用。因此，當這些饅頭片的碎末進入腸道的時候，就好像是吸塵器似的把那些寄生在腸道的細菌吸附進去，從而有效的恢復腸道功能，所以，對治療胃腸疾病有一定的好處。

第一章　五穀雜糧總動員，營養價值不可替代

到底怎麼吃

小麥的吃法可以說是有很多變化，小麥通常會被磨成麵粉，用來製作各式各樣的麵食。下面向大家推薦一款：

茄汁金針菇拌全麥麵包

材料：番茄、金針菇、全麥麵包、黑胡椒粉、淡醬油、鹽和雞精

做法：

1　把番茄切成丁，全麥麵包切成厚片；

2　熱鍋裡面放入橄欖油，再加入洗乾淨的金針菇煸炒出水分；

3　2分鐘之後放入番茄丁繼續翻炒，再加入胡椒粉、淡醬油、鹽和雞精調味，出鍋之前淋幾滴麻油；

4　把切好的全麥麵包片擺盤，把上面的菜餚堆在中間即可。

你可能不知道

小麥可以治療「臟躁症」

「臟躁症」這種病很少有人聽說，更不知道這是什麼樣的一種病症了。實際上，臟躁症的主要症狀是失眠多夢、悲傷欲哭、經常打呵欠、心悸不安等，引起的主要原因是心血不足。

這種病症看起來非常難以治療，其實並不是這樣的，食療的小偏方對此療效就非常好，有一種叫做小麥紅棗湯的食療方法就非常有效。在宋代，還有一篇關於小麥紅棗湯的醫案。

據傳說有一位婦女經常悲傷大哭，就好像是被什麼鬼神嚇到一樣。家裡人個個提心吊膽，而且束手無策，只好到處燒香拜佛，祈求神靈庇佑，

而且找巫師到家中作法，但是婦人仍大哭不止。到後來，家人找到名醫許叔微進行診斷，結果是臟躁症，於是就用了小麥紅棗湯治療，只喝了三四天，婦人的症狀就消失了。

大家對小麥並不陌生，小麥播種在秋天，生長期主要在冬天，收穫季節在夏天。心氣暢通主要是在夏天，小麥正是在夏天成熟，小麥不僅吸收了四季的精華，而且對通心氣有極佳的好處，因此，對於治療心血不足的各種症狀有顯著療效。

「針尖對麥芒」說的是麥芒非常尖銳。中醫裡講尖銳的東西生命力較強，能疏通鬱積的肝血，所以，一些疏肝的藥物都是有刺的。比如皂角刺，其主要功效就是疏肝活血。

小麥還能夠補心氣、斂汗

有的人有氣虛和陰虛的現象，或者是婦女產後出現的氣虛盜汗等症狀，我們都可以用小麥搭配一些中藥來治療。

當然，我們需要注意的是，這裡所說的小麥是指浮小麥，並不是普通的小麥。

那浮小麥指的是什麼呢？浮，有漂浮、浮起來的意思。浮小麥指的是乾癟的、在水裡可以飄浮的小麥。

在《太平聖惠方》一書中最早記錄了「浮小麥」這一名詞。關於這個名稱的由來，有一個王懷隱的行醫故事。

說的是有一次名醫王懷隱用甘麥紅棗湯幫病人治病的故事，有一次用了一些品質不是很好的小麥，但是讓人意外的是，其療效卻比普通的小麥效果還要好。於是王懷隱就開始用「浮小麥」治療虛汗、盜汗，沒想到效

果非常明顯，於是王懷隱慢慢開始認識到浮小麥的功效。

到了後來，王懷隱與當時的名醫王祐、鄭奇、陳昭遇等認真研究歷代醫著，共同編著了《太平聖惠方》一書，而且把「浮小麥」的功效記錄在其中。

燕麥 —— 改善血液循環，降低膽固醇

為什麼要吃

燕麥片的主要功效有收斂止血、固表止汗。所以對於血崩、白帶、血便、吐血、自汗、盜汗有輔助治療作用。

對人體有降低膽固醇的作用，經常食用，能預防老年人多發的心腦血管疾病；

經常食用燕麥對於血糖的降低非常有幫助，而且有一定的減肥功效；

燕麥粥有潤腸道的效用，所以可以使大便暢通。很多中老年人的胃腸蠕動功能差，導致大便乾燥，嚴重的話會導致腦血管出現意外，所以經常食用燕麥片是不錯的選擇；

燕麥可以促進血液循環，可以緩解生活和工作上的壓力；燕麥當中富含多種礦物質，其中的鐵、磷、鈣、鋅對傷口癒合有促進作用，對貧血的預防效果也不錯，是缺鈣族群不錯的選擇；

燕麥中的亞麻油酸的含量也非常豐富，對治療糖尿病、脂肪肝、便祕等病有很好的輔助作用，也是老年人滋補身體不錯的選擇，能夠增強抵抗力，達到延年益壽的效益。

到底怎麼吃

我們從營養學的角度來看，煮燕麥的效果會更好一些。因為煮食燕麥很快會有飽足感，血糖上升的速度也比較緩慢。與此同時，這些煮食的燕麥片不需要添加任何的成分，比如砂糖、香精、麥芽糊精、奶精等。還有一些可速食的燕麥飲品加熱水一兩分鐘後即可食用，都是不錯的選擇。

你可能不知道

「燕麥片」和「麥片」是同一種東西嗎？

有的人經常把燕麥片與麥片混為一談，其實它們的區別非常大。純燕麥片是由燕麥粒滾製加工而成，形狀是扁平狀，直徑約 8 毫米，形狀比較完整。經過加工處理的燕麥片有些散碎感，但是不難看出原來的形狀。

燕麥煮完以後的黏稠度是比較高的，這是因為一種叫做 β- 葡聚糖的成分所造成的。它的主要功效有降血脂、降血糖和高度飽足感，與這種黏稠物質是分不開的。也就是說，煮燕麥時的黏稠度越高說明其保健效果越好。

麥片是由多種穀物混合製作而成，材料一般有大米、玉米、大麥、小麥等，燕麥片所占的比例是比較少的，有的麥片中甚至沒有添加燕麥片。在一些麥片產品裡，會加入水果乾、豆類碎片、堅果片等，有些加工企業會加入砂糖、奶精、麥芽糖精、香精等。加入水果、堅果和豆類的口感更好更有營養，膳食纖維的來源也更加的豐富；而加入糖精或者是麥精就會損失營養，提高血糖上升速度；加入奶精對心腦血管造成傷害，所以血壓高、血糖較高的人盡量少吃麥片。

我們應當購買甜味麥片，還是沒有甜味的？

這個問題並不難回答，在選擇的時候最佳選擇當然是沒有加糖的燕麥片或者是麥片。因為對於燕麥一類穀物來說，毫無疑問，是沒有糖分的。假如沖一小袋50克麥片在碗裡，如果嘗出適宜的甜味，那麼也就說明，糖的含量至少占到一半，換句話說，你所購買的麥片中有一半是糖，試想，如果食用這種產品，會有多少營養物質在裡面呢？

那麼無糖產品就非常健康嗎？也不完全是。如果你覺得裡面有甜味，那麼一定是添加了高效型甜味劑，如安賽蜜、甜蜜素、阿斯巴甜等。這些都是化學成分，兩歲以下的兒童是禁止食用的。

所以在為孩子選擇麥片的時候要特別注意，盡量選擇原燕麥片，避免讓添加劑影響孩子的正常發育。

麥片中的「奶精」有什麼作用？

奶精有改善口感的作用，但是其中含有一定量的氫化植物油，其中的不飽和脂肪酸有較多反式脂肪，影響人體的健康。反式脂肪的危害有：讓高密度脂蛋白膽固醇降低，同時讓低密度脂蛋白膽固醇升高，增加了糖尿病人的危險，妨礙兒童神經系統的發育，甚至導致不育等等。

千萬要注意

選擇燕麥片類產品的簡單提示

選擇燕麥時不應該選擇甜味過重的，味道過重表示含糖量占到一半以上。

口感不要選擇過於細膩的，過於細膩的黏稠度不是很高，這種情況表

示燕麥片的含量很低，而糊精等添加劑成分含量會比較高。

添加了奶精的產品盡量不要去選，因為這些成分會對我們的健康造成影響。

香氣是由於香精產生的作用，並不是純燕麥片帶來，所以，香濃的並不一定是好的產品。

盡量選擇可以見到一定形狀的燕麥產品，哪怕是速食產品，也應該觀察它的形狀是否是散碎的。

如果從外包裝看不到裡面的產品，那麼就應該看一看外包裝上蛋白質的含量。如果是在 8% 以下，表示其中燕麥的含量比較低，並不適合作為早餐飲品，需要搭配上雞蛋、牛奶、豆製品等蛋白質較為豐富的食品一起食用。

蕎麥 —— 營養「全能冠軍」

為什麼要吃

營養價值

蕎麥當中主要的營養物質有蘋果酸、蛋白質、維他命 E、維他命 B 群、檸檬酸、蘆丁類強化血管物質，而且礦物類元素的含量也比較高，能夠清理腸道，可溶性膳食纖維也很豐富。

蕎麥粉的蛋白質含量非常豐富，比同類的穀物中小米、小麥、大米、高粱、玉米粉的蛋白質含量都要高，蕎麥粉中胺基酸的種類也比較多，胺基酸的成分與豆類植物的胺基酸含量比較接近；所含脂肪也比麵粉、大米高。

第一章　五穀雜糧總動員，營養價值不可替代

1　預防冠心病、高血壓：蕎麥粉當中富含豐富的黃酮類化合物，特別是有
　　豐富的蘆丁，蘆丁對人體幫助很大，對增強微血管的抵抗力有顯著療
　　效，並且可以有效地降低其通透性和脆性，可以增強細胞的增生能力，
　　可以降低血脂，達到擴張動脈的效用，提高冠狀動脈的血流量。

2　預防糖尿糖：透過臨床研究顯示，糖尿病患者食用過蕎麥以後，尿糖和
　　血糖都有不同程度的下降，有很多病情不是很嚴重的患者單單食用蕎麥
　　就可以對病情進行控制，在食用苦蕎麥之後，還對高血脂症有緩解作
　　用，在食用苦蕎麥之後，三酸甘油酯、膽固醇等指標有明顯的降低。

3　預防肥胖症：蕎麥中有不少營養物質、植物蛋白質，這種平衡性很好的
　　蛋白質在人體之中不容易轉化成脂肪，因此有一定的減肥效果。除此之
　　外，蕎麥中的食物纖維素是我們常吃的米麵的八倍多，而且能夠有效地
　　防止便祕，經常食用蕎麥對肥胖症和大腸癌有防治作用。

到底怎麼吃

日本人喜歡的一道主食 —— 什錦蕎麥麵

在很久以前的《神農書》中，蕎就被列入「八穀」之一。大約在唐朝
時期，蕎麥食品流傳到日本，而吃蕎麥的方法就多達上百種，由此可見，
蕎麥被列為主食的歷史非常悠久。

因為在蕎麥澱粉中直鏈澱粉占的比例比較大，對水分子的進入產生抑
制作用，延遲糊化與消化速度，從而對餐後血糖上升有抑制的作用，因
此，蕎麥是糖尿病患者比較理想的食品。

尤其是最近幾年，蕎麥泡麵的產生，使人們吃蕎麥變得更加方
便、快速。

在日本，蕎麥麵一直被關東地區的人們所喜愛。而且，在日本一直流傳著除夕吃蕎麥的習俗，主要的寓意是希望來年幸福，希望可以像長長的蕎麥麵那樣長壽。除此之外，喬遷新居的朋友，為鄰居送上蕎麥麵，也是日本人比較傳統的習慣。

在吃蕎麥泡麵的時候加入適量的溫水，讓其在裡面得到足夠的浸泡，蓋上蓋子，時間大約在半個小時左右就可以吃了。

需要特別提醒的是：蕎麥泡麵最好不要煮，也不能用開水泡。

什錦蕎麥麵

材料：香菇若干、甜椒一個、辣椒少許、香腸一根、蔥、番茄少許。

做法：

1　將香菇切成片或丁，甜椒、辣椒切成絲狀；蔥切絲；番茄切成片。

2　將香腸切成薄片。

3　把鍋放到瓦斯爐上，放油，油熱之後煎一煎香腸。

4　倒入蔥熗鍋，再倒入其他材料，放入鹽，進行翻炒，並且倒入適量的開水。

5　出鍋之前放一些雞精提味。

6　將蕎麥麵撈到碗裡，澆上做好的配料就可以吃了。

你可能不知道

苦蕎的營養價值在所有的糧食作物中比較突出，而且對現在發病率高的「富貴病」，以及中老年心腦血管疾病的預防和治療的作用都比較明顯。

蕎麥中澱粉的直鏈澱粉占很大比例，不利於對水的吸收，對於消化和糊化有緩解作用，避免了用餐以後血糖的快速上升。

很多著名的醫學專家和營養學家都提出，蕎麥在糧食作物中發揮的作用是最全面的。苦蕎中的亞麻油酸占 36.1%，油酸占 47.%，其中的不飽和脂肪酸占 83.2%，而亞麻油酸的主要作用是預防動脈粥樣硬化、降低血液膽固醇。

苦蕎中有一類黃酮類物質，這類物質有槲皮素、蘆丁等，蘆丁具有加強脆弱的微細血管、降低血管的通透性的功效，而且還有一個促進胰島素分泌的功效。而槲皮素的主要功能是對人體有抗氧化的功效。

除此之外，最近一些科學家研究發現，苦蕎當中有一種叫做蕎麥糖醇的物質，具有降糖、增加胰島素活性的作用。

豆類 ── 補給能量，降低膽固醇

黃豆 ── 田中之肉

為什麼要吃

黃豆，別名黃豆、菽。這個擁有上千年栽培歷史的作物，經過幾千年的培育研發，黃豆的種類已經有上百種。

黃豆富含豐富的蛋白質，黃豆蛋白是一種可以替代動物蛋白的植物性食品並且是唯一一種，有一定的降低血漿中膽固醇水準的作用，對骨質的健康發育有促進作用，並且能保護腎功能。黃豆脂肪中富含豐富的脂肪酸是人體所必需的，是食用油最佳的原料。黃豆中的雌激素、鈣、維他命的含量也比較多。其中還有一種叫做異黃酮的物質，對於子宮內膜癌、卵巢癌、乳癌以及前列腺癌具有良好的抑制作用。

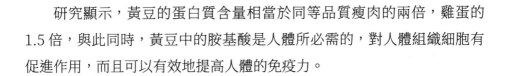

　　研究顯示，黃豆的蛋白質含量相當於同等品質瘦肉的兩倍，雞蛋的1.5 倍，與此同時，黃豆中的胺基酸是人體所必需的，對人體組織細胞有促進作用，而且可以有效地提高人體的免疫力。

到底怎麼吃

　　諺語中常說「要長壽，吃大豆」。其實是非常有道理的，黃豆中的營養元素非常多，其中膳食纖維、鈣、蛋白質、鉀的含量都非常高，對人體健康非常有益。而且，食用黃豆的方法非常多，有的人將黃豆、紅豆、黑豆、腰果放入一個容器裡，用清水浸泡 120 分鐘左右，再放入紫米、大米煮成米飯，有非常好的減肥效果。

　　如果將排骨與黃豆放在一起煮湯喝，有補充大腦的作用，而且可以強身健體。

　　吃黃豆最好的方法就是喝豆漿或吃豆腐，因為完整的黃豆粒不利於人體的吸收，我們可以在早晨用豆漿機做豆漿喝，晚上再用豆腐渣做一些點心。

　　早晨先把浸泡好的豆子放入豆漿機中，接上電源，開始磨豆漿，大約20 分鐘左右的時間就可以喝到美味可口的豆漿。

　　剩下來的豆渣千萬不要丟掉，應該放入冰箱保存。到了晚上，把剩下來的豆渣加入玉米粉，不可以加水，然後放入小蘇打粉，蒸製成型，味道也會很好。

　　豆漿中的營養物質主要有脂肪、蛋白質、碳水化合物、礦物質和維他命，早晨喝豆漿可以保證人體對營養的需求；豆渣中主要的成分是膳食纖維，用豆渣與玉米粉蒸成型作為晚飯，不僅有粗細互補的作用，而且能夠

有效地提高胃的蠕動，減少人體對脂肪的吸收，可以有效地預防肥胖症，有減肥的作用。

其實，黃豆的營養價值非常高，直接吃黃豆吸收是比較困難的，會有腸胃脹氣的現象。食用未處理的黃豆，對於吸收蛋白質只能達到 65% 左右，假如是製作成豆漿飲用，吸收的效果可以達到 95% 以上。而且自己製作的時候，還可以把紅豆、綠豆、黑豆等一起放進豆漿機裡，這樣的豆漿營養成分也就更全面，從而達到營養均衡的效果。

喝豆漿時還應該注意乾稀的搭配，讓豆漿中的營養物質在澱粉類食品的作用下，讓人體吸收得更全面。如果再同時食用一些蔬菜或水果，營養成分就更全面了。豆漿性屬寒涼，因此脾胃有腹瀉、虛寒、腹脹情況的人不應飲用過多，或者是不喝。還有一點需要注意，自製的鮮豆漿存放時間不應該超過 24 小時。

你可能不知道

黃豆的蛋白質中有很高的離胺酸含量，蛋胺酸的含量有些低，是與穀類搭配補充胺基酸最理想的組合。如果搭配得宜，可以讓蛋白質的胺基酸處於最平衡狀態，營養價值更高，達到最佳的補充體能的作用。

小麥與黃豆：黃豆、小麥類食品不放在一起食用的時候，其中的蛋白質生物價為 64 和 67，換句話說，如果你吃 100 克黃豆蛋白，人體只能吸收 64 克。如果把兩類食物按照 33% 和 67% 的比例混合食用的話，蛋白質吸收的含量就會提高到 78，這樣就超過了牛肉的 76。

這其中有什麼樣的原因呢？就是因為小麥類食品中離胺酸的含量很低，蛋胺酸的含量卻非常高，而黃豆當中的蛋白質蛋胺酸含量很低，離胺

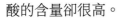

酸的含量卻很高。

黃豆、玉米、小麥進行搭配：黃豆、玉米、小麥按照 20%、40%、40% 的比例進行混合，蛋白質吸收的功效就達到 70。玉米中蛋白質的色胺酸、離胺酸含量不是很多，蛋胺酸含量卻非常豐富；小麥中的蛋白質的離胺酸含量非常低，蛋胺酸含量卻非常豐富；而黃豆的蛋白質中色胺酸、離胺酸含量卻非常高而蛋胺酸的含量低。如果可以同時食用這三種食物，那就會充分提高蛋白質吸收的含量。

黃豆、小麥、牛肉、小米：黃豆、小麥、牛肉、小米等單獨食用的時候，其蛋白質的生物價約為 64、67、69、57，如果按照 22%、39%、26%、13% 的比例進行搭配，那麼蛋白質的生物價就會提高到 89。這是因為小麥蛋白質當中的離胺酸含量很低，小米沒有離胺酸，但是色胺酸和蛋胺酸的含量卻很多，牛肉中的蛋白質離胺酸含量豐富，蛋胺酸含量卻很少；黃豆蛋白質含蛋胺酸量比較低，而色胺酸、離胺酸的含量卻非常高。於是，這幾種食物有非常好的互補作用，混合搭配時蛋白質的含量就會超過牛奶的含量。

毛豆 —— 解乏，開胃

為什麼要吃

毛豆要比其他蔬菜的脂肪含量要高，但是主要成分以不飽和脂肪酸為主，比如人體不可缺少的亞麻酸和亞麻油酸，可以改善脂肪代謝，有效地降低人體內膽固醇和三酸甘油酯。

卵磷脂是人類大腦發育不可缺少的營養物質，而毛豆中就含有卵磷脂，可以提高智力和恢復記憶力。在毛豆當中，食物纖維的含量也很豐

富，可以潤腸道清宿便。

毛豆中有豐富的鉀元素，夏天經常吃毛豆，可以緩解因為流汗過多造成的鉀流失引起的食慾不振和疲勞。毛豆中鐵元素比較適合人體吸收，對正在成長的兒童非常有幫助。

除此之外，毛豆當中還含有微量黃酮素化合物，特別是一種叫做大豆異黃酮的化合物，也被稱之為「天然植物雌激素」，它在人體裡發揮雌激素的作用，可以改善婦女因為更年期的不良反應，防止鈣質流失。毛豆中還可以清理血管壁的物質，有效地降低血脂和體內的膽固醇。

毛豆中的營養元素豐富而且均衡，有對人體有益的活性元素，經常吃毛豆，可以讓女性朋友保持良好的身材；對高血脂、肥胖、冠心病、動脈硬化等疾病有一定的防禦和輔助治療作用。因此，在炎熱的夏季大家不妨多吃一些毛豆。

到底怎麼吃

毛豆上市的季節在夏天。毛豆富含多種營養元素，尤其是鉀元素，可以有效地緩解食慾不振、疲乏、容易想睡等症狀，比較適合在夏天食用。而且有人說，在世界盃比賽期間，最熱銷的蔬菜就是毛豆了。

煮毛豆的做法：

主料：毛豆

作料：蔥、薑、八角、花椒、桂皮、乾辣椒、小茴香。

製作步驟：

1　把毛豆的兩頭剪掉，用水清理乾淨，然後用粗鹽搓一下。

2　等鍋中水燒開，水燒開後下入毛豆，用大火煮開。然後調成小火把鍋蓋

打開，加鹽調味。

3　　將毛豆撈出來用冷水浸泡，放入冰箱冷藏。

用粗鹽搓洗是為了保證煮好的毛豆顏色更綠，其次可以讓口感更好，最後還可以去掉豆豆上的毛毛。

而在加佐料的時候，可以去毛豆的腥味。桂皮味道比較濃，放的時候要少放，也可以不放。鹽的分量要按照自己的口味加入。

煮毛豆還需要注意以下幾點：

1　　用熱水煮的時間不要太長，5 ～ 10 分鐘就可以了，而且不能蓋鍋蓋。

2　　在煮的時候，可以在水裡放鹽和食用油。

3　　煮好之後，立刻放入冷水中。

你可能不知道

夏季容易想睡吃點毛豆

在夏季，人體比較容易出汗，汗液的流出會帶走身體的一部分鉀。而鉀是人體不可或缺的礦物質元素，夏季人一般都會有食慾不振、疲乏、容易想睡等現象，這些情況與身體內鉀元素的流失有很大關係。

而毛豆中鉀元素豐富，夏季的時候多吃一些毛豆，比如說煮毛豆、毛豆炒菜等，這些都是不錯的選擇，不僅可以有效地緩解疲倦，而且還會開胃，增加身體的營養素。

毛豆中的鎂元素含量是每百克中有 70 毫克，這一含量要比其他豆類蔬菜的含量高很多。而鎂可以促進骨骼成長和骨神經的修復。

毛豆中維他命 C 的含量是每百克中有 27 毫克，在鮮豆類蔬菜中也是比較高的；毛豆中植物纖維素的含量也比較多，100 克中就有 4 克，不僅

可以促進胃腸蠕動，還能有效地降低膽固醇和血壓。

寶寶多吃毛豆可提升智力

卵磷脂是大腦發育必不可少的營養物質，而毛豆中卵磷脂含量非常豐富，有助於提高大腦記憶力，促進兒童智力發展，是家長為孩子補充腦力的不錯選擇。除此之外，豌豆、蠶豆等豆類物質因富含豐富蛋白質受到家長的青睞

這三種豆類在夏天都比較常見，在餐桌上也會經常看到。但是營養專家對此特別提出忠告，夏天食用這三種豆類的時候要注意，尤其是兒童，一定要慎重，還有就是 3 歲以下的幼兒。

營養專家指出，新鮮的豆類中有皂素、胰蛋白酶抑制劑和血凝素等一些有毒的植物化學物質，在烹飪的過程中若不能完全殺掉裡面的有毒物質，人體一旦將其吸收，就會破壞紅血球，嚴重影響造血功能，甚至會出現中毒現象。

有的孩子吃蠶豆以後，可能就會使皮膚發黃，發生黃疸，最主要原因就是體內的紅血球被破壞，造成溶血現象，導致貧血。

因此，家長讓孩子吃豌豆、毛豆和蠶豆的時候，一定要把這些食物完全煮熟，只有這樣才可以把那些有毒植物化學物質分解，避免不良反應的出現。

不僅如此，營養專家還指出，在製作豆類食品的時候，水煮的方法是最好的，千萬不能炒，因為水煮的方法能比較快速地將食物煮熟，而透過炒的方法製作，表面可能是熟了，但是內部或者有部分是沒有熟的。而且從安全角度來說，兒童的消化系統沒有發育完全，豆類食物在吞咽過程還

不能嚼得很細碎，所以也不利於消化，會引起胃部的不適。

與此同時，如果豆類食物不能嚼得很細碎吞下，假如在兒童在玩耍、哭鬧時吃進豆類食物，這些食物顆粒很容易進入氣管，引起嗆咳、呼吸困難等。

千萬要注意

肉類＋毛豆不是好搭配

吃毛豆的時候應該做到心中有數。儘管毛豆富含豐富的營養，但是吃的時候一定要慎重。可以說，毛豆在燒烤、大排檔中是非常普遍的，一盤毛豆、幾串肉串、幾瓶啤酒是比較常見的。很多人都會這樣覺得，烤肉串屬於肉類食物，而毛豆是植物類的食物，前者熱量高，後者可以中和，兩者放在一起食用，葷素搭配，美味而且健康。

可是毛豆卻不是這樣的。毛豆是一種高熱量蔬菜，所含熱量，比其他的豆類食物要高出很多。

而且，毛豆中的脂肪含量也非常多，100 克中就有 5 克，而我們平常吃的蔬菜的脂肪含量是非常低的。

由此可見，與肉進行搭配並不是很聰明。在食用的時候，不應該同時食用，或者減少攝取量，或是搭配其他的蔬菜。總之，毛豆雖然是豆類蔬菜食物，也不應該與肉類同食。

紅豆 —— 和血排膿，消腫解毒

為什麼要吃

紅豆的營養成分

每 100 克紅豆當中蛋白質的含量是 20.7 克，脂肪的含量是 0.5 克，粗纖維的含量是 4.9 克，碳水化合物的含量是 58 克，粗纖維的含量是 4.9 克，灰分的含量是 3.3 克，鈣的含量是 67 毫克，鐵的含量是 5.2 毫克，磷的含量是 305 毫克，硫胺素的含量是 0.31 毫克，鐵的含量是 5.2 毫克，核黃素的含量是 1.11 毫克，菸鹼酸的含量是 2.7 毫克。

紅豆的食療作用

1　利水消腫：紅豆中含有豐富的利尿物質，對治療肝硬化腹水、腎性水腫等症狀有很好的療效。

2　增強免疫力：在紅豆當中存在著非常豐富的蛋白質以及一些微量元素，這些對增強身體免疫功能有著非常大的作用。

在傳統醫學上，紅豆也會被應用於利氣，即去腳氣、行水等。

到底怎麼吃

紅豆所具有的功效很多，例如清熱解毒、通氣除煩、健脾益胃、利尿消腫等，還能夠有效地治療小便不利、腳氣、脾虛水腫等症狀。

將紅豆和鯉魚一起煮了做湯，是一種透過食療的方式治療水腫、腳氣、小便困難等症狀的方法，同時還可以有效地治療肝硬化、補體虛、肝硬化腹水。

將紅豆與冬瓜一起煮了之後，食用其湯汁，可以化解全身水腫的症狀；治療腹瀉，可將紅豆與扁豆、薏仁同煮後食用。除此之外，紅豆與中藥同用也可以做藥膳，比如想要治療肝膿瘍，可以將連翹和當歸與紅豆一起煎湯；想要治療腸胃痛，可以將蒲公英、甘草配以紅豆一起煎湯。

紅豆消腫減肥湯

紅豆有很多種食用方法，尤其是紅豆湯具有減肥的功效。也許大家都知道，我們平時喝的湯都被稱為高湯，這是因為被煮的食材已經完全的融入到了湯內，所以說，用減肥湯來減肥可以說是最好的減肥方法。而且，紅豆本身具備的功效中還有一項是消腫，這種消腫的作用與其他的減肥食材配在一起，效果是非常明顯的。

紅豆紫米湯

製作方法：

準備紅豆 20 克，紫米 20 克，將其洗淨之後浸泡到水中，浸泡一夜之後將水倒掉，放入乾淨的水開始煮，煮至沸騰小火慢燉，將食材煮爛即可，另外食用的時候可加入少量的蜂蜜，味道更佳。

功效：

紅豆中存有利尿的物質，因此有利尿的作用，這樣就有改善水腫的功效，同時紅豆中還存在著非常多的碳水化合物，在日常的生活中也可食用，但是同時也要注意，紫米是不容易消化的，因此不宜多食。

紅綠百合羹

製作方法：

綠豆 20 克，紅豆 20 克，百合 20 克，將其洗淨，浸泡在水中半小時，之後用大火煮沸，然後轉至小火，等待豆子煮熟，可根據自己的喜好，適當放一些鹽或是一些糖，食用即可。

功效：

綠豆中含有豐富的維他命 C，維他命 C 可以淡化黑色素；而紅豆具有清熱排毒的功效；百合則是滋潤皮膚的良品。

消腫湯

製作方法：

取 20 克生薏仁、30 克紅豆，洗淨之後浸入水中，浸泡半日，控乾後備用。然後取來乾淨的水，將生薏仁煮至半軟，再將紅豆放入鍋中煮熟，再放入些許冰糖，待冰糖溶解後將火熄滅，放涼後即可食用。

功效：

此湯最顯著的作用就是美容養顏、益氣養血、利水消腫。此外，紅豆還有益氣補血，利水消腫的作用；薏仁則有健脾利水，清熱排膿的作用。

紅豆還可以利水除溼、消腫解毒、和血排膿等。例如可以治療水腫、腳氣、瀉痢、便血、黃疸、癰腫等病症。對於女性來說，紅豆更是上等的補品，它不僅有美容養顏、潤澤皮膚的功效，還可治療一些婦科疾病。此外，紅豆的減肥效果非常地顯著，因此成為了廣大女性的最愛。

你可能不知道

各家論述

1　《神農本草經》：「主下水，排癰腫膿血。」

2 《名醫別錄》：「主寒熱，熱中，消渴，止瀉，利小便，吐逆，卒僻，下脹滿。」

3 《藥性論》：「消熱毒癰腫，散惡血不盡、煩滿。治水腫皮肌脹滿；搗薄塗癰腫上；主小兒急黃、爛瘡，取汁令洗之；能令人美食；末與雞子白調塗熱毒癰腫；通氣，健脾胃。」

4 《食療本草》：「和鯉魚爛煮食之，甚治腳氣及大腹水腫；散氣，去關節煩熱，令人心孔開，止小便數；綠赤者，並可食。暴利後氣滿不能食，煮一頓服之。」

5 《蜀本草》：「病酒熱，飲汁。」

《食性本草》：「堅筋骨，療水氣，解小麥熱毒。」

《日華子本草》：「赤豆粉，治煩，解熱毒，排膿，補血脈。」

《本草綱目》：「辟溫疫，治產難，下胞衣，通乳汁。」

《本草再新》：「清熱和血，利水通經，寬腸理氣。」

王好古：「治水者惟知治水，而不知補胃，則失之壅滯。赤小豆消水通氣而健脾胃，乃其藥也。」

千萬要注意

其實，紅豆與綠豆在營養成分上十分地相似，而且在某些成分的含量上，很明顯紅豆是略勝一籌。所以，多吃一些紅豆對人體是非常有幫助的。

除了上述的功效，紅豆還可以有效地改善腎臟、腳氣病、心臟等形成的水腫；紅豆還是一種非常適合女性食用的食物，這是因為紅豆中含有非常豐富的鐵，所以它具有很好的補血功效。但是紅豆也有不好的地方，就是它屬於感光植物，若是吃得太多，就很容易被晒黑。

黑豆 —— 增強活力，延緩衰老

為什麼要吃

　　黑豆又稱之為烏豆，其中的蛋白質含量豐富，並且含有大量的微量元素。中醫學認為，黑豆屬於無毒，味甘性平的食物。主要的功效有清熱解表、養血平肝等。

　　李時珍曾經說：「黑豆屬水性寒，為腎之谷，入腎功多，故能治水消脹下氣，制風熱而活血解毒。」

　　現在人們的生活中經常會出現黑豆豆漿，因為其中含有蛋白質、脂肪、碳水化合物、胡蘿蔔素、花青素以及一些維他命和微量元素。黑豆所含的異黃酮是促進鈣吸收的主要物質，並且能夠有效地治療骨質疏鬆。

　　尤其是愛美的女性，若是想要自己的皮膚永保青春，就要學會用黑豆做自己的食譜。黑豆的營養價值非常地全面，其中蛋白質、維他命、礦物質的含量都非常豐富，並且對活血、利水、解毒等都有非常好的療效；黑豆中微量元素的含量也非常豐富，例如鋅、鎂、硒、氟等，這些微量元素能夠有效地延緩人體的衰老和降低血糖；黑豆的豆皮之所以是黑色的，是因為豆皮中含有大量的花青素，花青素是一種非常好的抗氧化劑，這種物質可以有效地清除人體內的自由基，尤其是在輔助胃酸的時候，抗氧化的效果非常好。同時黑豆也可以促進人體的腸胃蠕動，使我們的容顏更加的亮麗。

　　在中醫中，有這樣的說法：「豆是腎之谷，而黑色在五行中屬水，水走腎，因此，黑豆對改善腎臟有很大幫助。」

　　而人體的衰老往往也和腎的機能有關，想要延年益壽，體力充沛，防

止衰老，那麼首先就要補腎。在中醫中有這樣一條規定，黑豆入藥，黃豆不入藥，而這一條恰好說明了黑豆的與眾不同之處。

到底怎麼吃

黑豆一直以來都被視為藥食兩用的佳品，下面就為大家推薦一款黑豆菜餚，不僅味道非常可口，而且營養價值很高。

海帶燉黑豆

材料：海帶、黑豆、豬瘦肉、薑、蔥、鹽

做法：

先把黑豆清洗乾淨，去除雜質；豬瘦肉洗乾淨，切成塊，海帶清洗乾淨、切成絲；薑切片，蔥切段。

海帶、黑豆、豬瘦肉、薑、蔥一起放入燉鍋當中，加入適量的水。

把燉鍋放到大火上燒沸，之後除去浮沫，再一次用小火燉煮大約一個小時左右，放入鹽拌勻即可。

你可能不知道

黑豆具有保護心臟的作用，醫學表明，若是一個人每天吃 250 克黑豆，那麼他的心臟病發作風險就會降低 38%。雖然除了黑豆，也有很多的豆類能夠保護心臟，但是黑豆的健腦功效卻是其他的豆類不能比擬的。黑豆中含有大量的花青素，而花青素正是有健腦的功效。而且，黑豆中還含有大量的蛋白質、葉酸、鎂以及多種維他命和微量元素，而這些元素對於提高大腦的活躍度是非常有幫助的。

綠豆 —— 消暑解毒，止渴利尿

為什麼要吃

綠豆屬涼性植物，味道甜美，有消暑止渴的作用；此外，綠豆還具有利尿下氣的作用，所以能夠清除體內的毒素，因此在藥物中毒或者是食物中毒的時候飲用綠豆湯為佳。綠豆還對熱腫、熱痢等症狀有一定的功效。

解毒：綠豆皮的作用主要是清熱，而裡面的部分則具有解毒的功效。因此，若是只用綠豆來消暑的話，那麼煮綠豆湯的時候就可以將綠豆直接洗乾淨，用大火將湯煮沸，但是不能煮太長的時間，一般十分鐘左右即可。這樣熬出的綠豆湯，顏色飽和並且清澈。我們在食用的時候，直接食用湯的部分即可，這樣的湯的解暑效果非常好。

但是若目的是清熱解毒，那麼就需要將豆子煮爛。而這樣煮出來的綠豆湯顏色就顯得很渾濁，清熱解毒的效果也非常好，但是消暑的效果就不是很明顯了。

防中暑：將其他的食品與綠豆一起煮，這樣防中暑的效果就會很好，尤其是將綠豆與銀花一起煮，防暑的效果會更佳，綠豆銀花湯的具體做法是：將 100 克的綠豆和 30 克的銀花用水煮沸，放涼後直接服用即可。

到底怎麼吃

一般方法：首先要將綠豆洗淨，並且控乾水分，然後將鍋中注入開水並且將綠豆放進去，開水的量只要將綠豆沒過兩公分即可，開至大火至煮沸，然後轉為中火。適時地攪拌一下防止乾鍋。當水分快蒸發完的時候，注入大量的開水，並蓋上鍋蓋煮 20 分鐘左右，等開鍋時，綠豆就已經變

得很爛，這樣綠豆湯就做好了。

浸泡法：將綠豆洗乾淨，然後放入沸水中，20 分鐘之後將其撈出，然後放進鍋裡，注入適量的涼水，用大火煮 40 分鐘左右即可。

脹發法：首先將綠豆洗乾淨，然後倒入保溫瓶中，將保溫瓶注入開水並且將蓋子擰緊。過三四個小時之後，將蓋子打開，綠豆就已經變得很膨脹並且很鬆軟，然後將這些綠豆放進鍋中煮，煮爛之後服用即可。

炒製法：首先要將綠豆洗乾淨，然後將水分晾乾，在鍋中進行爆炒，十分鐘左右將其盛出，再放入鍋裡煮，這樣就很容易將綠豆煮爛。

冷凍法：首先要將綠豆洗乾淨，然後放入沸水中，大約十分鐘後撈出來放置冷卻，然後將綠豆放進冰箱冷凍起來，大約四個小時之後取出來，放入鍋中煮沸即可。

燜製法：首先要找一個熱水壺，將裡面注入開水，然後將綠豆洗乾淨放入熱水壺中，將蓋子蓋上，第二天打開蓋子就可以品嘗鮮美的綠豆湯了。

你可能不知道

作為北京最具傳統意義的點心之一綠豆糕，同時在中國也享有很悠久的歷史。關於綠豆糕還有一個傳說：在端午節的時候，瘴癘之氣非常地旺盛，而綠豆是具有清熱解毒功效的食物，所以人們就會在端午節的時候吃綠豆糕，就能夠避免被瘴癘之氣所侵蝕。而李時珍所著的《本草綱目》中也這樣記載著：「磨而為面，澄濾取粉，可以作餌頓糕……煮食，消腫下氣，壓熱解毒。濃腸胃。補益元氣，和調五臟，安精神。」

千萬要注意

在烈日炎炎的夏季，最盛行的解暑食品便是綠豆湯了。中醫學上表明，綠豆是夏日消暑解毒，止渴潤喉的良藥，在食物中毒或是預防中暑的部分，綠豆也扮演著非常重要的角色。

而且，透過現在的醫學研究，也證實了綠豆有很高的營養價值。醫學表明，綠豆中蛋白質和磷的含量比雞肉中的含量還要高出一些，而鈣的含量是雞肉的 7 倍，鐵的含量則是雞肉的 4.5 倍。而這些元素對於身體發育和生理機能都有著一定的促進和維持的作用。

醫學上還做了相關的實驗，透過這些實驗顯示，綠豆對於動脈粥樣硬化、減少血液當中的膽固醇以及保肝等都有顯著的療效。

但是，營養學家也提醒我們：雖然綠豆湯對於大多數人是沒有危害的，服用時可以放心，但是若是體質微弱，還是少喝為妙。另外，對於有寒症的人來說，綠豆湯不可以多喝。而且由於綠豆本身就具有解毒的功效，所以正在用中藥調養身體的人也不能夠多喝。

蠶豆 —— 健腦

為什麼要吃

蠶豆作為人類歷史上最悠久的食用豆類作物，也被稱為羅漢豆、胡豆等。

蠶豆中含有豐富的營養，尤其是蠶豆的種子中營養最為豐富。其中有蛋白質、碳水化合物、脂肪酸以及多種維他命。蠶豆可以稱之為糧食，也被稱之為副食品，更是蔬菜中的極品。

蠶豆可以用來食用，而它的莖和葉粉碎之後也是禽畜最好的飼料；在開花時期的青豆芽也是最好的飼料；蠶豆的花可以作為蜜源植物；而蠶豆殼經由發酵後所含的氮磷鉀含量也非常的豐富，相比較其他的植物而言，這是一種最天然的綠肥。

在醫學上，蠶豆還可以作為藥材使用，它具有健脾去溼，通便涼血的功效。無論是蠶豆的種子、莖葉還是它的花、皮、莢殼，都是良好的藥材。蠶豆葉的止血功效顯著，而蠶豆花則是用來降血壓的良方。

在蠶豆的種子中，澱粉和脂肪的含量也是非常的豐富，熟透了的蠶豆可以作為糧食，同時還可以做豆瓣醬以及各種糕點，蠶豆的抗鹽鹼能力也是很強的。

到底怎麼吃

在端午節即將到來的時候，新鮮的蠶豆也會一點點的變老。

在這種時候，市場上幾乎不會看見新鮮的蠶豆了，而那種表面光澤內裡暗淡，上面布著小黑點的蠶豆，可以算是市場上的新鮮蠶豆了。而這種蠶豆的外殼裡面也已經長了黑色的粗筋，若是再將裡面厚硬的豆皮也剝掉，就會發現豆瓣已經不是青綠色，而是變成了黃白相間的顏色，這就像是一個女人臉上的色斑，當一個女人逐漸老去的時候，臉上也會出現這樣的狀況。而蠶豆的色斑正是說明了它已經逐漸地老去了。蠶豆的保存期限很短，一不留神，就已經失去了原本鮮嫩的味道。但是，即使是已經老去了的蠶豆，滋味還是很醇香的，大多數的人們依舊喜歡蠶豆的味道。

在這個時候，我們可以買最後一批新鮮的蠶豆，將皮去掉，然後用清水煮爛，細細地碾成豆麵，之後在裡面放一些白糖或是奶油，然後將這些

豆粉做成好看的形狀，這樣的蠶豆吃起來就會更加地賞心悅目。

材料：300 克去皮的新鮮蠶豆、30 克白砂糖、15 克奶油。

做法：

1　在鍋中放入清水後煮至水沸騰，然後將蠶豆去皮洗淨，放入鍋中，蓋上鍋蓋煮三分鐘後撈出來，放涼；

2　將煮爛的蠶豆放進保鮮袋中，平放在砧板上，用擀麵杖反覆地碾壓，將蠶豆碾碎；

3　將白砂糖和奶油放進蠶豆泥中，攪勻；

4　放入冰箱，兩個小時後將其取出；

5　最後將蠶豆泥放進模具中做成不同的形狀即可。

你可能不知道

在中國浙江富陽一帶，有一道很傳統的粥飯，那就是麥蠶豆乾粥，這道粥的歷史和朱元璋有著一定的關係。

在元朝末年，朱元璋因為敗仗而逃到了浙江富陽一帶，此時的朱元璋已經三天沒有吃飯，餓得連走路的力氣都沒有了。而就在這個時候，住在山腳下的一位老婆婆發現了朱元璋，於是就將朱元璋請入家中。

朱元璋已經餓得說不出話了，只得用手指指了指自己的肚子，老婆婆會意，立即去找吃的，當時的節氣正好是青黃不接的時候，老婆婆自己也是食不果腹，於是找吃的這件事情就比較困難。

正所謂「天無絕人之路」，正在老婆婆煩惱的時候，她突然看見了山腳下的那一片蠶豆地。她馬上就摘了一些還沒有熟透的鮮嫩的蠶豆，又找了幾個不是很熟的麥穗，然後將這些東西一起磨，做成了一條條的粉條。之後老婆婆立即生火，將這些粉條煮了，朱元璋吃了一碗，頓時就有了精

神，他深深地被這一碗美妙的食物所折服了，結果一口氣就吃了三大碗，當朱元璋放下碗時，鍋裡已經沒剩多少了。朱元璋忙問：「這叫什麼？」老婆婆想一想，給它起了個名字叫麥蠶豆乾粥。

再後來，朱元璋當上了明朝的皇帝，已經吃膩了山珍海味，於是對宮中的膳食非常不滿。突然有一天，他想起來在山上喝的這種麥蠶豆乾粥，非常想喝，於是就傳旨讓御廚做這種粥。但是御廚們並不會做這種粥，做的都不合朱元璋的意，於是殺了很多的廚師。

而就在這時馬娘娘著急了，她開始打探這種粥的做法，最後終於找到了那位老婆婆，於是將老婆婆帶進了京城，一聽說要讓她做粥給皇帝吃，非常的害怕。

老婆婆心想：那時候的朱元璋是因為三天沒吃飯，當然吃什麼都會覺得很香，但是現在就不一樣了，他一定會覺得難以下嚥。但是現在的形勢卻不容她多想，只能硬著頭皮上了。於是老婆婆對朱元璋說：「如果皇上您一定要吃這種粥的話，那麼就要答應我一件事情。」朱元璋想，她也就是想要一些銀子而已，這是一件很簡單的事情，於是就答應了。但是老婆婆卻提出讓朱元璋餓三天，之後才為他做。朱元璋事先已經答應了，沒辦法，只好餓三天！

三天之後，老婆婆如約端出了麥蠶豆乾粥，朱元璋接過來開始吃，但是只吃了一碗，就不吃了。他說：「還是原來的味道，但是大麥鬚很難吞。」老婆婆說：「那是因為情況不一樣了，當年你餓得三天沒吃飯，當然會覺得好吃，現在你當皇帝了，這些東西又怎麼看得上呢。」朱元璋這時候才明白，從此也不再提麥蠶豆乾粥了。但是後人卻將這個粥傳承了下來，一直流傳至今。

豌豆 —— 抗菌消炎，清腸防癌

為什麼要吃

豌豆中所含的營養物質非常地豐富，例如蛋白質，正是提高人體機能和抗病毒的主要物質。

豌豆莢中維他命 C 的含量也是很高的，而這種物質能分解體內亞硝胺的酶，因此具有一定的抗癌作用。

豌豆與一般的蔬菜是不同的，豌豆中含有大量的止杈酸、植物血凝素和赤黴素等物質，這些物質的主要作用可以抗菌消炎和增強新陳代謝。

此外，豌豆當中的胡蘿蔔素也非常豐富，食用後可以有效地防止人體內部合成致癌物質，可以減少癌細胞的數量，有效地降低癌症的發生。

到底怎麼吃

在新鮮的豌豆中，蛋白質的含量更加地豐富，各種人體所需的胺基酸的含量也是非常地豐富，小孩子經常食用豌豆的話，可以有效地促進小孩子的身體發育。

此外，在新鮮的豌豆當中，還含有大量的粗纖維，這種粗纖維可以清理腸道，也可以降低膽固醇。

但是豌豆也有弊端，那就是豌豆中的鈣和磷的含量並不高，所以，我們在食用豌豆的時候，要注意選擇鈣含量比較高的配菜，例如白菜或是一些豆製品，這樣的配菜既增加了口感又提高了營養。當然，豌豆也不能夠多吃，吃得過多會引起腹脹等。

你可能不知道

中國一直流傳著這樣一個習俗，在立夏這一天要吃糯米豌豆飯、量體重、吃鴨蛋，而這個流傳已久的習俗還與諸葛亮有關。

在三國時期，蜀國管轄滇中的地區，但是滇中的一些少數民族頭領心裡想著獨立，自立為王，彝族的頭領孟獲就是較有代表性的人物。

等到劉備在白帝城病死以後，諸葛丞相受命託孤，輔佐劉禪登基稱帝，征討孟獲，七縱七擒，制服了桀驁不馴的孟獲，也讓他從此對諸葛丞相和幼帝欽佩地五體投地。

到了後來，諸葛亮病死在五丈原，臨終之前召見了孟獲，並親自囑託：「我雖要離去，幼主還在，希望你每年至少看望他一次。」而這一天恰巧是立夏，孟獲為人非常爽快，便一口答應。既然說了，就必須實踐諾言，從此之後，一到立夏，這位少數民族的首領都會拜望劉禪。

又過了幾年，晉國將蜀國滅掉，把劉禪軟禁到洛陽，但是孟獲沒有忘記諸葛丞相的囑託，每年的立夏時節都會帶領隨從護衛到洛陽看望劉禪。孟獲也有過人之處，擔心劉禪被虐待，所以每次去拜見劉禪都會幫劉禪量體重，並且對晉武帝說，如果有怠慢劉禪之處，他是決不答應的。

晉武帝見孟獲這麼認真，於是就想到了一個主意，他知道劉禪喜歡吃黏甜的食物，所以一到立夏時節，就讓人幫他煮豌豆糯米飯作為主食，這個時候新豌豆恰巧上市，又甜又香，做成米飯非常可口，劉禪每次都吃幾碗，等孟獲來量體重，都會比前一年重幾公斤。孟獲自然是無話可說。

從此之後，中國習俗中在立夏這一天吃豌豆糯米飯、量體重就開始在各地流傳，並且延續至今。

其他雜糧 —— 芡實、芝麻

芡實 —— 預防滑精，治療腰痠

為什麼要吃

芡實也可以稱之為雞頭米、雞頭蓮等，屬於睡蓮科水生的草本植物。古藥書上曾經記載到：芡實，嬰兒食之不老，老人食之延年，補而不峻，防燥不膩。所以說這是補藥中的極品。並且在性能力這一方面來說，芡實與蓮子是非常相似的，但是收斂固澀的作用要比蓮子強，所以經常與蓮子一同食用，這樣的組合可以有效地延緩衰老，進而有永保青春的功效。

同時，經常食用芡實可以補脾止瀉、固腎澀精，對婦女的帶多腰痠也有一定作用，因此，芡實也是一方良藥。醫學上有這樣的說法，經常食用芡實的人，可以消除炎症。

此外，芡實中還含有一些澱粉，少量的油脂和一些人體所需的元素和維他命 C 等。但是芡實中的蛋白質的含量卻是非常的豐富，除了蛋白質還含有大量的礦物質和一些微量元素，而這些正是人體內所需的成分。

到底怎麼吃

薏仁也可以稱作為薏苡仁、苡米、苡仁，也是中藥的一種，而且這是一種在生活上非常常見的穀物，味道甘淡，屬性微寒，有利水消腫、清熱解毒等，是生活中很常見的一種利水的藥物。

薏仁含有非常豐富的蛋白質，同時也含有一些維他命 B1、B2，而這些物質的主要作用就是讓皮膚光滑，也可以有效的減少臉上的皺紋和色

斑，若是長期飲用，就可以有消除雀斑、減少暗沉、光滑皮膚的效果。除此之外，薏仁最主要的作用就是能夠幫助人體進行新陳代謝，對利尿和水腫也有著相當大的作用，因此也被當做是非常好的節食穀物。

山藥薏仁芡實粥的成分：薏仁油的主要作用是止疼、消炎、解熱，並可以有效的抑制癌細胞的增加。

山藥則屬於蔓性草本，雌雄並不在一起生長，而野生的山藥被稱之為「野山藥」，也可以稱之為土山藥，相比較之下，野生的山藥的味道會更好一點。山藥一般是長在地下的塊根部分入藥，一般是白的，但是有些時候也會呈現紫色，它的藤是紫色的，莖也非常細，會纏繞著其他的植物生長，葉子是心臟形狀的，葉子間會有淡綠色的小花開放，花呈穗狀。在臺灣南部，山藥的生長是最好的，經常會有大量的山藥出口。

山藥的味道甘甜，並且是沒有毒的，入脾、肺、腎三經，山藥中的營養成分也非常多，其中有胺基酸、澱粉、蛋白質以及多種維他命和多種微量元素。同時，山藥還是一種藥材，它具有益氣補脾、消化滋補等作用，並且對緩瀉祛痰有很大的幫助。不僅如此，山藥還有美白的功效，若是長期服用，就會使皮膚變得光滑細膩。

芡實性味甘平、無毒。

歸經：入心、腎、脾、胃。

千萬要注意

山藥薏仁芡實粥具有健脾固腎的功效。主要治療小便不盡、久瀉不止，淫痺症狀。但是，若是大小便不通暢，那就不要食用；嬰幼兒禁止食用。

雖然山藥薏仁芡實粥有助於健脾，但是味道苦澀，不利於消化，所以若是食用過多很容易傷害胃，嬰兒的胃就更容易被傷害。

芝麻 —— 養血，防皮炎

為什麼要吃

黑芝麻別名又稱為胡麻，是胡麻科的植物，它的種子是黑色的，內部也含有非常豐富的營養物質，其中包括不飽和脂肪酸、蛋白質和人體所需的各種元素。黑芝麻還具有防止脫髮的功效，《神農本草經》上這樣記載著：「芝麻，補心臟，益氣力，長肌肉，填髓腦，久服強身。」所以黑芝麻可以說是保健的良品。

黑芝麻，性味甘平。歸經為肝、腎、大腸經。能夠有效的補腎潤腸。此外還能夠有效的治療頭昏耳鳴、白髮脫髮、大便乾燥等。

在黑芝麻當中，蛋白質和脂肪的含量是非常豐富的，除此之外還含有醣類以及各種維他命和人體所需的大量元素。同時還含有人體內所必須的胺基酸，而這種胺基酸與維他命 E 和維他命 B1 的共同作用，就是能夠促進人體內的新陳代謝；黑芝麻中還含有非常豐富的鐵，可以有效的抑制貧血；並且黑芝麻中存在著大量的不飽和的脂肪酸，這種脂肪酸有增加壽命的作用。

對於有些用腦過度的人來說，黑芝麻的健腦功效更是上好的選擇。黑芝麻中含有卵磷脂，而這種卵磷脂正是膽汁中的主要成分，若是膽汁中膽固醇的含量與膽酸的含量嚴重失調，就會形成膽結石，這種時候卵磷脂就可以將膽固醇進行分解，進而有效的降低膽固醇的含量，就可以防止膽結石的形成。同時，黑芝麻還有健腦的功效，可以說是一種保健食品。

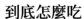

到底怎麼吃

有一句話是這樣說的：「世上只有芝麻好，可惜凡人生吃了。」道家的養生都是以養腎為主。腎主水，其色黑，而黑色正好就是黑芝麻的顏色，所以說，用黑芝麻來養腎是最正確的選擇。

也許世界上的很多人會產生這樣的疑問：「我明明已經吃了很多的黑芝麻，怎麼就沒有明顯的效果呢？」其實黑芝麻並不像我們想像的那樣簡單，其中的學問還是很大的。

黑芝麻被稱為五穀之首，具有補五臟，健腦的功效，在《神農本草經》中也記載為保健的上上之選。所以，我們在選黑芝麻的時候，一定要選顆粒飽滿的，若是顆粒不飽滿，那營養的成分就不是很完全，也就不會發揮健腦的作用。

我們在將黑芝麻選好之後，還沒有結束，要對黑芝麻進行一系列的加工。因此黑芝麻的服用也是非常的講究的，而從以前傳下來的黑芝麻的製作和服用有兩種方法。

第一種就是由晉朝道士葛洪發明的，《抱朴子》中有記載：取出芝麻3斗，將其蒸熟，然後晒乾，用水清洗乾淨之後繼續蒸熟晒乾，這樣重複9次。就容易將芝麻的皮和肉分開，然後將這些芝麻肉炒香，放入蜂蜜或棗膏進行攪拌，將其捏成一個個的小圓球，每天吃3次，配以溫酒，一次一顆，但是不能夠食用魚蝦等。堅持服用100天，就會使自己的皮膚變得光滑，頭髮變黑，若是堅持服用3年，就會新生牙齒，4年的話就會很少生病了。

第二種就是由唐朝藥王孫思邈發明研製的：取3升芝麻，反覆蒸30遍，然後稍微的炒一下，將其打成粉末狀，然後放上蜂蜜，之後放進搗罐

中搗 30 下，做成一個個的小丸子。每天早晨的時候堅持服用 50 顆。就可以強身健體，耳目也會變得清明。

現代的養生學家很聰明的將這兩種方法結合了一下，那就是取芝麻 3 升，也就相當於是 6 斤的黑芝麻，先用水洗淨，然後將其蒸熟晒乾，重複這樣的操作，然後將黑芝麻的皮去掉，將芝麻肉炒香，放進搗罐內搗 300 下，加入蜂蜜或棗泥進行攪拌，做成丸子，每天早晨用溫酒送一粒下肚即可。

你可能不知道

若是品種非常好的黑芝麻，外表烏黑光亮；果實也是非常飽滿，外皮很薄，嘴也又尖又小；籽粒的顏色是白色；中間不會看到很多的雜質；而且黑芝麻的香氣非常濃重。

而相對的，品質不好的黑芝麻顏色就會變得很暗淡，不會是純正的黑色而是呈現棕黑色；籽粒也不是非常飽滿，有些黑芝麻還會顯得很萎靡，嘴過於尖銳，並且變質腐蝕的比較多；香氣也不會很濃重，甚至會有一點發黴的氣味，吃起來口感也不是很好，甚至會有一點苦澀。

第二章

營養飲食有祕密，各類蔬菜比一比

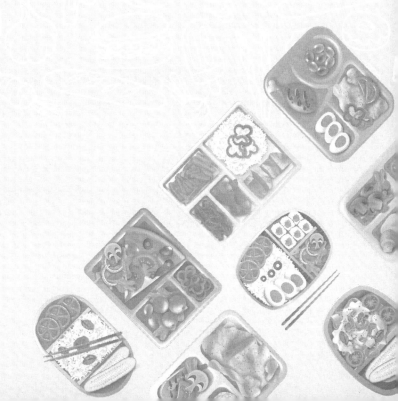

莖葉類蔬菜 —— 營養價值最豐富

白菜 —— 百菜之首

為什麼要吃

白菜是一種草本植物，其品種有兩種，就是結球和不結球。白菜原產自地中海一帶和中國地區，是有一種叫蕓薹的植物逐漸演化而來的，能夠食用的部分就是葉和莖部。

白菜是淺根系的植物，他的主根非常的粗大，側根也很發達。有的葉片是有毛的，而有些則是無毛的葉片。中醫學上對白菜有這樣的介紹：白菜味甘微寒，可養胃生津、除煩解渴、利尿通便、清熱解毒等。這是一種可以淨化血液、清理腸道的蔬菜，同時也是蔬菜中的極品，很受全球人們的喜愛。民間還廣為流傳著這樣一句話：「魚生火，肉生痰，白菜豆腐保平安。」

白菜中的水分含量是非常多的，其中水分高達 95%。在乾燥的冬天，白菜是最適合食用的蔬菜。此外，白菜中還含有多種維他命，可以防止皮膚衰老，有效的保持青春。

白菜中還含有大量的粗纖維，這些粗纖維可以有效的發揮潤腸排毒的作用，有時候還能夠促進消化，並且粗纖維還能夠有效的預防癌症，除此之外，白菜中還含有人體必需的大量元素和微量元素。這也是保持人體機能的重要物質。

白菜在醫學上還有很高的藥用價值。因為白菜能夠清熱利尿、生津養胃，正是養生的一味良藥。白菜主要能夠醫治肺熱，心煩口渴，大小便不

暢等疾病。

到底怎麼吃

在日常生活中，大白菜是人們餐桌上的常客，體態偏胖，脾胃不和的人，更應該多吃一些大白菜。但是也不是所有的人都適合吃大白菜，例如胃寒的人就不能夠多吃。

很多人喜歡吃白菜，但是有些時候的做法也是錯誤的。例如，大白菜已經開始腐爛了，若是繼續食用，那就是一件很危險的事情，因為腐爛的白菜會產生亞硝酸鹽，而這種物質正是最常見的致癌物質，所以，不要食用已經腐爛的白菜。

在冬日，很多蔬菜都已經枯萎，因此白菜成為了餐桌上的主角，吃法也有很多，比如清炒白菜，白菜粉絲等。可以說，白菜成為了人們日常生活中不可缺少的一部分。

娃娃菜 —— 降燥排毒

為什麼要吃

娃娃菜在蔬菜市場也占有一席之位，是不可多得的良品。一般種植在高山地區，品種來自日本、韓國等國家，在潔淨環保的條件下使用特殊栽培法，成熟後只食用其內心的嫩芽部分。

娃娃菜的形狀是長圓柱形，有白綠色和黃色兩種，當然，後者是最好的品種。

娃娃菜的長相和大白菜差不多，為什麼變小了價格卻高了呢？因為，雖然娃娃菜的營養價值和大白菜不相上下，但其含有大量的維他命、硒、

葉綠素,這些遠遠高於大白菜。除此之外,其含有的大量纖維素和微量元素,可以有效地防止人體患上結腸癌。

到底怎麼吃

常見的「上湯娃娃菜」就是一道很好的菜餚,當然,我們還可以加入一些金針菇,用雞湯作為高湯,這對於提高人體免疫力也是非常有用處的。娃娃菜可以加強人體胃腸的運動,寬腸通便,尤其是在乾燥的時候,多食用些娃娃菜可以潤燥排毒。在這裡需要特別提醒,對於懷孕的婦女來說,多食用娃娃菜也是有好處的,因為其中含有豐富的葉酸。

你可能不知道

上班族吃娃娃菜降壓

你是上班族嗎?不知你是否會有整天無精打采,筋疲力盡?除了經常熬夜、不按時吃飯,你要檢查一下是否體內缺鉀?如果真的是這樣,可以選擇多吃一些娃娃菜。

缺鉀現象原本是並不常見的,現如今,很多人一日三餐沒有規律,長時間不吃主食,依靠大量咖啡來提神,再加上工作壓力非常大,肉體和精神的過度緊張狀態就造成了鉀元素的流失,而在這個時候吃一些娃娃菜是非常不錯的選擇。

雖然娃娃菜在「體型」上比白菜略矮一籌,但是它所含有的鉀遠遠多於大白菜。經研究顯示,100 克的娃娃菜中大概含有 200 多毫克的鉀,而100 克的白菜中只有 100 多毫克的鉀。

鉀元素可以保持神經肌肉的應激性和正常運轉,如果你總是感覺很疲

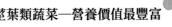

倦，可以多食用一些娃娃菜，這樣能夠很好的調理身體。

芹菜 ── 平肝降壓，安定情緒

為什麼要吃

芹菜中含有大量的甘露醇，甘露醇的性質就是易揮發，因此芹菜的香味也能夠引起大多數人的食慾。

同時芹菜還具有非常高的營養價值，專家指出，每 100 克芹菜當中含有 2.2 克的蛋白質、8.5 毫克的鈣、61 毫克的磷、8.5 毫克的鐵，並且蛋白質的含量要比其他的蔬菜高出一倍之多，鐵的含量也是非常高的。此外，芹菜中還含有多種維他命，對人體的健康是非常有幫助的。

芹菜在醫學上的藥用價值非常的廣泛。它性涼味甘，不具有毒性，並且能夠散熱、止咳、潤肺、健脾等，能夠治療高血壓、血管硬化、小兒軟骨等一系列的疾病。

將芹菜榨成汁加一些蜜糖，就成為了預防高血壓的良藥；若是將芹菜汁煮沸了之後服用，這就是治療糖尿病的良藥；而且，鮮奶與芹菜一起煮，就能有效的治療風痛；這些都是芹菜的藥用價值。

此外，研究還發現，經常吃芹菜能夠增加人體的免疫力。在國外的研究中發現，芹菜中含有大量的水分和纖維素，這些物質能夠讓脂肪迅速的分解，所以，多吃芹菜也是減肥的重要祕方。

到底怎麼吃

我們在平時吃芹菜的時候，一般會將葉子丟掉，只吃莖的部分，但是這樣吃是不對的。相比較芹菜的莖，葉中的營養成分是遠遠大於莖的，專

家也曾經在這方面做了一個實驗，發現葉中的成分很大一部分都是莖中不能比的。

其中胡蘿蔔素、維他命 C、蛋白質、鈣等營養物質的含量都超過了莖中營養物質的 10 倍之多。因此，芹菜葉是不可忽視的一部分。

你可能不知道

芹菜當中的蛋白質，脂肪，維他命等含量是非常豐富的。其中維他命的含量是最多的。而其他的一些礦物質元素也是其他蔬菜的好幾倍。

中醫學上對芹菜有這樣的介紹，「甘涼清胃，滌熱祛風，利口齒、咽喉，明目和養精益氣、補血健脾、止咳利尿、降壓鎮靜」，這說的就是芹菜一系列的功效。而現代的醫學也已經證明，芹菜能夠治療很多的疾病，例如高血壓等，而且還可以治療貧血，佝僂病和血管硬化等疾病，是人們日常生活中不可缺少的重要蔬菜。

在平時若是經常吃一些芹菜，就可以及時吸收一些我們需要的營養物質，維持自身的生理機能正常的運行。尤其是在冬天的時候，由於天氣寒冷，人就會經常覺得口乾舌燥，身體也會跟著有所不適，而在這種時候吃一些芹菜，對自己的身體是非常有幫助的。

肝火過於旺盛，皮膚也過於粗糙，經常性的失眠的人應該多吃一些芹菜，因為芹菜中的礦物質含量是非常豐富的，因此正處於成長時期的青少年或者孕婦應該多吃一些芹菜，這樣就可以增加體內的元素。芹菜不僅能治百病，還會散發出一種香味，能夠有效地促進食慾。

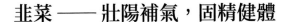

韭菜 —— 壯陽補氣，固精健體

為什麼要吃

韭菜是石蒜科的多年生草本植物，這種植物一年四季都可以生長，春韭則是韭菜中的極品。春韭就是早春上市的韭菜，顏色鮮豔，氣味也非常的香。在溫室中培養出來黃色的韭菜被稱為韭黃，這種韭黃冬季或者是春季上市的比較多。夏季和秋季的韭菜品質沒有春季的韭菜好。

韭菜不僅僅只是作為蔬菜食用的，同時也可以作為一種藥材。在陶弘景的《名醫別錄》就這樣記載：韭菜味甘、辛、性溫，能夠補腎助陽、溫中開胃、降逆氣、散瘀，主治腎陽虛衰，陽痿遺精或者是遺尿，腰膝酸軟，噎嗝反胃，腹痛，胸痺作痛，內有瘀血、失血等。

韭菜當中含有大量的蛋白質、脂肪、醣類、以及多種維他命，纖維素和微量元素，韭菜中也含有非常多的揮發性精油，這些精油有使人產生興奮、活血、助肝的作用。韭菜中還含有非常豐富的鉀，並且含有少量的鈉，所以，多吃一些韭菜對人體的機能是有好處的，並且還可以預防心臟病等疾病。

有一句諺語「種塊韭菜，袪病消災」，這句話就是告訴我們，韭菜是生活中的極品，多吃韭菜有利於身體的健康，因此，無論是大人小孩，老人孕婦，都應該多吃韭菜。

到底怎麼吃

關於韭菜的吃法也是非常多的，大家熟悉的就是用韭菜炒菜。其實，不僅如此，韭菜子也是非常有營養的，我們可以把韭菜子炒熟，這能改善

男性的腎功能。

你可能不知道

韭菜 —— 壯陽草

　　韭菜在醫學上被稱之為「壯陽草」。醫書上記載：韭菜有溫中下氣、補腎益陽之效，所以，對於老年人的性功能衰退等症狀，具有溫補的作用。韭菜還能夠讓體溫上升，因此能夠有效的防止脫髮的產生。

韭菜 —— 洗腸草

　　韭菜中的纖維素的含量是非常豐富的，纖維素能夠促進消化液的分泌，促進腸胃的蠕動，能夠有效的幫助人體消化，增加食慾，因此韭菜還具有開胃通腸的功效，並且能夠有效的治療便祕、直腸炎等疾病。醫學還證實，韭菜中含有的大量的纖維素，還能夠發揮殺菌的作用，這樣不但可以促進食慾，還可以降低脂肪，是生活中的一味良藥。

千萬要注意

　　雖然春韭很好吃，但是它卻不是適合每一個人。韭菜的屬性是溫熱類，因此若是吃的太多就會上火，因而就會消化不良。所以，對於有口腔或是咽喉疾病的人來說，韭菜是千萬要少吃的。

　　「韭菜春食則香，夏食則臭，多食則神昏目暗，酒後尤忌。」所以若是經常性的飲酒，那就要少吃韭菜。

　　在選購韭菜的時候，也有挑選方法，一定要選葉子挺直，顏色翠綠的韭菜，在烹飪韭菜的時候也要注意，不能夠讓韭菜的營養流失掉。

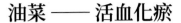

油菜 —— 活血化瘀

為什麼要吃

　　油菜中含有多種營養素，包括鐵、鈣、胡蘿蔔素以及維他命 C 等等。在綠葉蔬菜中，油菜的鈣含量是最多的，比大白菜要高出 1 倍多的維他命 C 含量。這些營養素可以加強人體的免疫能力，防止皮膚過度角化，是女性美顏潤膚的好食品。此外，油菜還可以明目亮眼。

　　由於它是低脂肪的蔬菜，其中所含的膳食纖維可以促進排泄，削弱人體吸收脂類，既可以降低人體的血脂，又可以治療便祕，預防腸道腫瘤。而其中所含的植物激素，又可以促進形成酶，使一些致癌物質分解消滅掉。除此之外，油菜還可以幫助肝臟的排毒，調理某些特定條件下引發的牙齦出血、口腔潰瘍症狀。

到底怎麼吃

　　香菇油菜

　　主料：新鮮油菜、香菇。

　　調味料：鹽、白糖、醬油、雞精、澱粉、食用油。

　　做法：首先，將新鮮油菜清理乾淨洗好，控水放入空盤中；用溫水浸泡香菇，去蒂，切丁放入盤中。然後將油倒入鐵鍋並燒熱，倒入油菜，加少許鹽，炒熟盛入盤中；倒入油，在油燒熱至一半時，倒入香菇丁，分別加入鹽、白糖、醬油翻炒，香菇炒熟後，用水澱粉勾芡；最後倒入已炒熟的蔬菜翻炒幾下，關火放雞精，再翻炒幾下即可。

　　功效：解毒消腫、活血化瘀。

涼拌油菜

主料：新鮮油菜。

調味料：鹽、花椒、味精、食用油。

做法：首先，將新鮮油菜清理乾淨洗好切段，用熱水燙一下，再用涼水過涼，控水放入空盤中；然後將油倒入鐵鍋並燒熱，放入花椒，等花椒煸出香味後撈出花椒粒；最後把油倒在菜上，加入鹽、味精即可。

功效：順腸通便，降脂降糖。

油菜炒蝦肉

主料：蝦肉、新鮮油菜。

調味料：薑、蔥、醬油、料酒、澱粉、鹽、食用油。

做法：首先，蝦肉洗淨切成片，並用料酒、醬油、澱粉攪拌均勻，將油菜洗淨，掰開梗葉分別切成段，再將薑蔥分別切成絲和末；然後將油倒入鐵鍋並燒熱，倒入蝦片炒幾下盛入盤中；再將油鍋燒熱，先後放入油菜梗和葉，撒上少許精鹽，炒至 5 分熟後倒入蝦片、蔥末、薑絲，大火炒幾下盛入盤中即可。

功效：提高人體抵抗力。

千萬要注意

在很多本草類書籍上，油菜都被認為是發物，所以患有眼疾、疥瘡、後期小兒麻疹、狐臭等疾病的人最好少食用。

一般綠葉蔬菜中的硝酸鹽含量都很高，存放時間過長，蔬菜中的硝酸鹽經過酶和細菌的分解會轉化成亞硝酸鹽，使人體易患胃癌，因此不要食用隔夜的熟油菜。

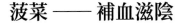

菠菜 —— 補血滋陰

為什麼要吃

菠菜中的胡蘿蔔素與鐵的含量非常高，而且還含有鉀、維他命 B6、鐵、葉酸。其大量的維他命含量可以預防口角炎、夜盲症等疾病。此外，菠菜還可以延緩衰老，使細胞增加繁殖，讓人保持活力，遠離老年痴呆。

《本草綱目》上記載，長期食用菠菜，可以「通血脈，開胸膈，下氣調中，止渴潤燥」，也就是說，經常吃菠菜可以清熱解毒。從中醫學上來講，菠菜能養血、斂陰、除燥，可以讓人順腸通便，容顏姣好。

菠菜還具有美顏潤膚的功效，它與蘋果、紅蘿蔔、雞肉、脫脂牛奶、麥芽油、貝類、柳丁、金槍魚和白開水一起並稱「十大潤顏美膚的食物」。所以，對於追求美麗的人來說，菠菜也是你不錯的選擇。

每 100 克菠菜中含有 1.6 ～ 2.9 毫克的鐵，這在蔬菜中含鐵量是很高的，所以長期食用菠菜，既可以讓人面若桃花，又可以預防缺鐵性貧血。

在菠菜中還含有相對豐富的蛋白質、維他命 A、B、C、K。每 100 克菠菜的蛋白質含量為 2.4 克（一斤菠菜的蛋白質含量差不多等同於兩個雞蛋），此外，維他命 A、B、C、K 的含量分別是番茄的 3 倍。

如果人體平時可以攝取足夠的蛋白質，身體就會發育良好，精力旺盛，頭髮烏亮、皮膚白皙。菠菜含有維他命 K，對於防止皮膚或內臟等出血問題有積極作用，而在一般果蔬中都沒有這種維他命。

第二章　營養飲食有祕密，各類蔬菜比一比

到底怎麼吃

菠菜的食療功效

視力模糊，兩目乾澀：

在工作時，上班族眼睛要經常盯著電腦，敲打鍵盤，而且一天下來，大腦會感覺非常疲勞。這時，上一道明目美顏的菠菜，可以緩解一天的疲勞。

食用方法：菠菜、羊肝各適量。將羊肝放入煮沸的開水中，幾分鐘後放入菠菜，再放入少許精鹽、雞精、麻油，煮沸後即可，此湯可以養肝明目。

注意：菠菜中含有很多草酸，會阻礙鈣的吸收。因此，在食用菠菜前，先用開水燙一下。嬰幼兒最好不要食用菠菜，易患腎結石、軟骨病等疾病，急需補鈣的人也不要食用菠菜。

視物不清，頭昏肢顫：

食用方法：菠菜、蓮藕各適量。將菠菜放入沸水中，再將切好片的蓮藕放入沸水，最後加入少許精鹽、雞精、麻油攪拌均勻，此菜可以清肝明目。

高血壓、頭痛、目眩、便祕：

上班族大部分時間都是坐著，很容易造成便祕，加上工作壓力大、任務繁重，頭痛和目眩就經常找上上班族。但是這些症狀，我們都可以食療來緩解。

食用方法：菠菜及根適量，用開水燙熟，控水後放入麻油攪拌均勻即可。每天可以食用一兩次。

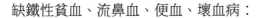

缺鐵性貧血、流鼻血、便血、壞血病：

食用方法：菠菜、豬血各適量。將豬血進行翻炒，然後倒入料酒，水煮乾後加些肉湯、菠菜、精鹽、胡椒粉，煮開後盛出。這道湯可以滋陰養血，斂陰解渴。

根類蔬菜 —— 保健效果好

紅蘿蔔 —— 益肝明目，利膈寬腸

為什麼要吃

紅蘿蔔中胡蘿蔔素含量非常高，被人體吸收後，肝臟及小腸黏膜內的酶，會把它的一半含量轉化為維他命 A，可以養肝明目。此外，紅蘿蔔中還含有一定的維他命 A，骨骼的正常生長發育離不開維他命 A，因為維他命 A 可以促進細胞增殖與生長，身體生長也離不開它。

紅蘿蔔中的某些物質可以降低人體的醣類，所以它絕對是糖尿病患者的不錯選擇。此外，其中所含有的某些物質，可以使人體的冠狀動脈血流量增多，有益於腎上腺素的合成，還可以降壓、強心，所以紅蘿蔔也是高血壓、冠心病患者的生活伴侶。

紅蘿蔔中的植物纖維在腸道中容易膨脹，能夠促進腸道的蠕動，進而達到順腸通便、預防癌症的療效。

到底怎麼吃

1　紅蘿蔔既可以使用燒、炒、煮、拌、炸等一般方法，還可以用做配料。

2　在烹調紅蘿蔔時加入醋，會導致胡蘿蔔素的流失。此外，雖然食用紅蘿

蔔大有好處，但是適量食用即可。因為過多的胡蘿蔔素會使皮膚變成橙黃色。

飲食宜忌

1　適合族群：癌症、高血壓等患者，還有營養不足、沒有食慾的人。

2　飲酒時，不要吃紅蘿蔔，胡蘿蔔素與酒精的相互作用，會使人體的肝臟器官中毒；此外，蘿蔔與紅蘿蔔不要一起食用，因為蘿蔔是通瀉類食物，而紅蘿蔔是滋補類食物。

美味佳餚

紅蘿蔔燉牛肉

材料：牛肉、紅蘿蔔。

調味料：胡椒粉、醬油、鹽、八角、糖各適量。

做法：將清洗乾淨的牛肉切塊，倒入煮沸的開水中去血水，控水撈入鍋中；再把紅蘿蔔洗淨切塊，放入鍋中；用火煮開，加入適量的胡椒粉、醬油、鹽、糖，最後用中火燉熟。

作用：此湯可以健身、豐胸、明目、抗衰老、防皺。女孩在發育階段飲用此湯，效果甚好。此外，牛肉可以補血，生理期或貧血時可以食用。

注意：由於人體在發育階段易變胖，所以盡量選擇脂肪含量較低的牛腩來食用。

你可能不知道

紅蘿蔔的身分檔案

紅蘿蔔，又可以稱為甘筍，產自亞洲的西南部地區，已經在這個世界

生長兩千多年了。紅蘿蔔被引進中國的時間不晚於 12 世紀，並在 16 世紀從中國傳到日本。

我們食用的是紅蘿蔔的直根，平時在市場上購買的只有紅、黃兩種顏色紅蘿蔔，但是它還有白、紫等其他種類。依照它的形狀，我們可以把它分為圓錐形與圓柱形。紅蘿蔔中的胡蘿蔔素、維他命 B 群和維他命 C 含量都很高，它的口感細膩、爽脆。

人類在 20 世紀了解到了胡蘿蔔素的營養價值，它不僅可以醫治夜盲症，還有益於兒童成長。紅蘿蔔的食用方式各式各樣，可以生食、醃製、熟食、醬漬或製乾。

祛病小偏方

醫治夜盲症：紅蘿蔔和鱔魚肉適量，切絲裝盤，油鍋燒熱，倒入食材，加少許精鹽、醬、醋，炒熟即可，一天吃一次。

醫治角膜軟化症：紅蘿蔔、雞蛋適量，紅蘿蔔洗淨切絲，雞蛋剝殼，放入沸水。食用時加調味料調口味。一天吃一次。

醫治百日咳：將足量的紅蘿蔔壓榨取汁，再加入足夠量的冰糖煮開。

醫治氣血不足、頭暈眼花：準備足夠量的紅蘿蔔、山藥、羊肉、蜜棗、生薑。將羊肉、紅蘿蔔清理好切塊盛入盤中，開火倒油放入少許薑；然後將洗淨的食材全部放入鍋中，倒入清水煮沸後，小火燉兩個小時加調味料即可。

千萬要注意

紅蘿蔔的儲存要領

　　想要紅蘿蔔長久保鮮，方法很簡單，將適量的紅蘿蔔放入保鮮袋中，封住袋口放入冰箱中保存，溫度最好控制在 1℃，這個方法的效果是最好的。

芋頭 —— 中益肝腎，添精益髓

為什麼要吃

　　芋頭中含有豐富的澱粉和各種維他命，營養非常豐富。此外，長期食用可以防止細胞病變和保護牙齒，因為在芋頭中含有含量較高的氟。

　　芋頭的用途非常廣泛，尤其在中醫治療這部分，可以調氣養血、散結、解毒。《滇南本草》有記錄，常食芋頭，可以擺脫疲勞乏力，滋補肝胃，強身健體，使人看起來飽滿亮麗。將芋頭放入水中煎煮飲用，可以使人遠離胃痛、痢疾等疾病。其莖葉可以化毒治瘡，醫治蛇蟲咬傷、身體腫痛；而它的花還能夠醫治痔瘡等疾病。

到底怎麼吃

　　芋頭的製作方法多種多種，煮、煎、煲、炸都可以，成菜後口感爽滑酥軟、美味可口、葷素皆宜。

　　歷史悠久的中國更是有各式各樣的烹飪方法和技藝，對於芋頭，可以蒸煮去皮、切好，放蔥花素炒，或者炸芋頭，蘸椒鹽食用等等。

　　烹飪芋頭菜餚時，將其清理後切塊放入盤中，點火燒油放入料頭，最

後倒入芋頭，翻炒後蓋上鍋蓋直到烹熟即可食用。烹飪反沙芋時，不得不提的就是推糖漿的技藝，時間太長會變焦，時間太短不反沙。芋泥包的做法是先將芋頭蒸熟，然後將其搗爛成泥，放入調味料做成包子餡，這一美食受到了男女老少的青睞。

將芋頭和米漿混合起來做成糕也很好吃。如果你十分喜歡甜食，可以把芋頭製作成好吃的甜點，比如香炸芋泥、桂花芋泥，這些食品既有特色又好吃。當然，芋餅和芋圓也是不可多得的美食。

千萬要注意

在挑選芋頭的時候，想要購買最新鮮的，就一定要拿重的，但是這樣的芋頭由於水分過多，不要馬上食用，在家中存放一個星期左右，這時水分揮發掉的芋頭的品質是最好的。

馬鈴薯 —— 防止中風，養胃健脾

為什麼要吃

馬鈴薯中的維他命 C 含量非常高，如果你在工作中非常容易產生憂鬱、消極、暴躁的情緒，那麼，就請多食用馬鈴薯吧。也許你不會相信，馬鈴薯可以緩解你鬱悶不安的消極情緒，其實馬鈴薯之所以可以改變你的不良情緒，是因為馬鈴薯中所含有的礦物質以及一些營養元素被人體吸收後，可以產生影響身體的一些物質，進而改變人們的情緒。

如果人體體內的維他命 A 與 C 的含量不足，或是食用過量的酸性食物，做事情就會虎頭蛇尾。食用馬鈴薯就能夠幫你解決這個問題，還能夠在人體內營養充足時，調和過量食肉引起的食物酸鹼失衡。

第二章　營養飲食有祕密，各類蔬菜比一比

很多人認為吃馬鈴薯會變胖，其實不然，正確食用馬鈴薯還可減肥。此外，它還可以醫治色斑、神經痛、冠心病等疾病以及眼痛。如果你經常感到疲憊無力、沒有食慾或是長期飲用含利尿劑效果的飲品，可以多食用馬鈴薯，因為馬鈴薯中的鉀元素很可觀，而人體會出現這些症狀也是由於體內缺乏鉀元素。

豐富的蛋白質和維他命 B 能夠使人身體強壯，防止記憶力衰退以及讓頭腦清晰。炎炎夏日，如果你食慾不振，食用幾天馬鈴薯，就一定會讓你看到你所想要的效果。

到底怎麼吃

推薦菜：清炒馬鈴薯絲

民間做法是在鍋裡放很多油，然後倒入馬鈴薯絲，否則油不多就易黏鍋。為了節約用油，也為了我們的健康，可以將馬鈴薯絲放入沸水中煮幾分鐘，控水後放入盤中備用，點火燒油，放入蔥、薑，再把馬鈴薯絲、辣椒絲和紅蘿蔔絲倒入鍋中，接著加少許醋、精鹽、雞精進行翻炒即可。

這種改良版的清炒馬鈴薯絲，不僅耗油量少，而且還十分美味可口，色彩繽紛，帶來食慾。

反對菜：地三鮮

點火放鍋，倒入足夠多的食用油，油溫上來後，倒入馬鈴薯，當馬鈴薯幾乎透明時，控油撈出；然後放入茄子，顏色變為金黃時，把甜椒倒入鍋中，再一起控油撈出；接著將鍋中熱油倒入空碗中，同時留適量的油在鍋中，放入蔥花、蒜末，再加入高湯、鹽、糖、淡醬油、茄子、馬鈴薯和

甜椒，炒熟後加入水澱粉勾芡即可。

這道菜屬於魯菜，雖然美味，但是蔬菜的營養素幾乎都流失了，並且這道菜含有過多的油脂，人們食用後會很不健康，所以不建議這種烹飪方法。

地瓜 —— 通便排氣

為什麼要吃

近些年，地瓜成為了非常熱門的養生食物，是世界衛生組織評選出來的「十大最佳蔬菜」的冠軍。因為它所囊括的營養物質非常之多，例如：果膠、胡蘿蔔素、胺基酸、維他命 A、B、C、E、鉀、鈣等。

營養學家們也認為地瓜的營養十分均衡，既可以補中和血、寬腸胃、益氣生津，還可以有效地預防鈣質流失。

除此之外，其含有的鉀和鎂含量非常豐富，可以使人體體內離子達到平衡，減緩人體老化而流失的鈣質。

地瓜的熱量很低，對想要減肥的人來說，地瓜是最好的選擇，因為它幾乎沒有脂肪和膽固醇，屬於少脂肪、低熱量食物；此外，還可以阻礙醣類轉化成脂肪，是老年的養生食品。另外，地瓜也是富含膳食纖維的蔬菜，可以促進腸道蠕動和排泄，從而預防大腸癌。

但是，不是每個人都可以食用地瓜的。食用地瓜後若是肚疼腹瀉，就要停止食用。

到底怎麼吃

地瓜中所含的鈣質進入人體後，要消化很長一段時間才能被吸收利用，午後的陽光能增強人體對鈣的吸收能力，所以，我們吃地瓜時最好是在中午，這樣一來，進入人體的地瓜可以有足夠的時間進行分解，其鈣質才可以盡快被吸收，不影響人體吸收晚飯食物中的鈣。此外，我們還要注意，由於地瓜中的蛋白質以及脂質含量不足，所以要想讓身體達到營養均衡，就要和其他蔬菜一同食用。

果實類蔬菜 ── 促進食慾，幫助吸收

番茄 ── 防癌利器

為什麼要吃

晚上吃番茄，瘦身美容

對於愛美的女士來說，不知道妳們是否喜歡吃番茄，如果妳們喜歡吃番茄的話，那麼這裡有一個減肥的好方法。

我們先來說一說晚上吃番茄美容和減肥的原因。在番茄當中，含有大量的營養物質，能夠很好地加快人體的新陳代謝，非常容易達到輕易瘦身的目的。不僅如此，番茄裡面所含有的多種維他命還可以為人體補充很多的營養，並且這些物質都可以發揮美顏潤膚的作用。

當然，還需要說明的是，在番茄中還含有大量的麩胺酸鈉，麩胺酸鈉可以幫助我們在享受減肥的同時，還可以盡情地享受美食。而且番茄並不太貴，我們完全可以用它和其他蔬菜一起搭配。

接下來，再來說一下為什麼一定要晚上吃番茄。原因：第一，可以加速新陳代謝，畢竟晚上我們也應該讓自己一天下來的腸胃洗個澡，及時清洗腸胃，這樣不僅可以排毒，而且更有利於營養的吸收。第二，番茄還可以有效抑制脂肪的增加，換句話說，番茄能夠很好地吸收過多的脂肪。第三，番茄的卡路里非常低，不管我們吃多少，都不用擔心變胖。最後一個原因則是，番茄吃多了還能夠有抑制食慾的作用。

番茄的解酒功效

我們都知道喝酒對身體有害，醉酒對身體的傷害更大，並且還損害自身形象。一般喝醉酒後會嘔吐，殊不知，這一吐竟會吐掉我們體內大量的鈣、鉀、鈉元素，所以在這時需立刻補充鈣、鉀等元素。而番茄在這裡就有這樣的作用，喝一杯番茄汁可以補給我們身體流失的鈣、鉀等元素，能使醉酒人士緩解酒醉的痛苦。

到底怎麼吃

番茄在經過高溫加工之後，茄紅素的含量會明顯增多，這樣就更容易被人體所吸收。我們從茄紅素的角度來考慮，番茄煮熟了吃，要比生吃更加具有營養。

但是，也絕對不是說，番茄不可以生吃，選擇生吃番茄可以攝取更多的維他命 C、鉀、鎂等營養元素。所以，番茄最好能夠生熟一起吃，這樣我們就能夠兼顧番茄裡面的營養。

你可能不知道

番茄屬於茄科植物，引入中國後，由於形似紅柿子，又是來源於西

方，因此稱之為番茄。

番茄來到歐洲後被叫做「狼桃」。據說番茄具有毒性，成熟時顏色鮮紅，十分誘人，但是還是沒人敢嘗試吃一口，最多也只把它放在家中欣賞而已，因為誰都不敢冒這個被毒死的險。

在十六世紀，在英國有一位公爵，他的情人是伊莉莎白女王，一次到南美去旅遊，發現了番茄這種色彩誘人的植物，並深深地喜歡上了它，他把番茄帶到了英國，送給了女王，以表情意，此後，番茄又有了別稱 ── 「愛情果」、「情人果」。

在十七世紀，法國的一名畫家十分喜愛番茄，並時常刻畫它，有一次，他實在抵擋不住番茄的誘惑，明知有毒，還是吃了一個，感覺酸中帶甜、甜中帶酸，美味至極。然後他忐忑地等待死神的召喚，可最終他的身體沒有受到任何傷害。於是，他興高采烈地把這個消息分享給了他的所有朋友們和鄰居，不久，整個西方國家都得知了番茄無毒這個資訊。

從此，人們發現在番茄中含有很高含量的維他命及其他營養物質，將它從院子裡搬入了菜園中。番茄出現在人們的水果盤中，成為了一種美味多汁、酸甜可口、鮮紅誘人的「水果」。

等到了十八世紀，番茄「登上」了人們的餐桌，成為了色彩鮮豔、味道酸甜的菜餚。在家常烹飪中，番茄菜餚受到了男女老少的青睞，有紅色果、金蘋果、紅寶石之稱。

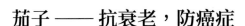

茄子 —— 抗衰老，防癌症

為什麼要吃

每每到了立秋之後，空氣中的水分逐漸減少，加上「秋老虎」的襲擊，導致很多人容易口乾上火，所以在民間一直流傳著秋後吃茄子的習慣。

中醫有記載，茄子可以散血止痛、解毒消腫、抗衰老、降低膽固醇，所以，多食用茄子，可以壓制內火，健康地度過涼爽的秋日。

茄子的種類有很多，在秋季成熟的茄子，內帶獨特的清香，肉質很嫩，所以秋收的茄子要比平常一般的茄子味道更加美味。

事實上，茄子不僅僅只是每個人都消費得起的美味菜餚，還是一種食療產品。茄子具有一般蔬菜都含有的維他命和微量元素，還具有含量可觀的維他命 P。維他命 P 就是黃酮類化合物，它可以保持心血管功能正常運轉。所以，患有動脈硬化症、冠心病等患者常吃茄子對身體是大有益處的。

此外，茄子富含的茄鹼，可以清退癌熱，阻礙消化道腫瘤細胞的成長繁殖。

到底怎麼吃

我們生活中最常食用的是長茄子和圓茄子兩種茄子，現在我們來揭祕一下這兩種茄子的異同。我們在食用這兩種茄子時會發現，長茄子和圓茄子的味道有些不同，在前者皮中含有足量的水分，口感細軟；在後者皮中的水分很少，吃起來硬了點。可是兩者的營養價值是差不多一樣的。根據

兩者不同的口感，前者可以涼拌食用，後者可以多燒炒後食用。

　　茄子的烹飪方法各式各樣，煎炒蒸炸樣樣行，但是為了我們身體的健康，對於茄子的食用一定要謹慎，不要貪圖美味而葬送健康。

　　現在很多人在製作茄子菜餚時，喜好油炸或過油燒茄子，因為這樣可以帶來很好的口感，殊不知這樣的高溫油炸不僅會流失大量的營養物質，還會導致人體體內營養失衡，茄子的食療作用也就消失差不多了。所以，如果你既想要美味的口感，又想要健康的飲食，涼拌茄泥是個不錯的選擇。原因如下：

　　首先，涼拌茄泥使用的油很少，只有在最後調味時放些調味料。其次，茄子上鍋蒸透即可，所以流失的營養也不是很多。最後，因為茄子不用削皮，人體可以同時吸收皮肉中的營養。調味料最好選用精鹽、橄欖油、蒜末、芝麻醬。但是，腸胃不好的人要少吃茄子，因為它是涼性的。

你可能不知道

　　現如今「少年白」的問題，令很多年輕人十分頭疼，實在沒有辦法也只能硬著頭皮出入理髮店頻繁染髮了，這樣不僅使髮質和頭皮受到了損害，還會長出很多的白髮。營養專家告訴我們，少年白的人應多食用麻醬拌茄子。

　　芝麻可以阻礙白髮生成，而麻油和麻醬正是從芝麻中提煉出來的。茄子中含有大量的礦物質和促黑激素，可以改善少年白的症狀。在這裡一定要注意，麻醬拌茄子少食為宜，因為食用過量會導致熱量堆積，從而導致肥胖，所以就算你滿頭白髮也不要「貪吃」。

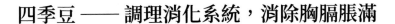

四季豆 —— 調理消化系統，消除胸膈脹滿

為什麼要吃

四季豆當中含有豐富的蛋白質和多種胺基酸，經常食用可以有健脾胃、增進食慾的作用。特別是到了夏天，經常食用四季豆，還具有消暑、清口的功效。

不僅如此，四季豆能夠啟動腫瘤病人的淋巴細胞，讓身體產生免疫抗體，對於癌細胞有非常特異的傷害與抑制作用。而且，四季豆也屬於豆類蔬菜，其中含有較多的優質蛋白和不飽和脂肪酸（好的脂肪），礦物質和維他命的含量都要遠遠高於其他蔬菜，並且四季豆還具有很好的藥用價值。

到底怎麼吃

四季豆、花椰菜或圓茄子經常會出現在我們的飯桌上，這些菜不僅價格低廉，營養也豐富。但是你確定你吃到了所有的營養了嗎？在炒這些蔬菜時，一般會花很長時間，原因是蔬菜的質地比較硬，不易熟，殊不知，這樣長時間的炒會炒掉很多營養。

事實上，對於這些質地較硬的菜可以採用「燜」的烹飪方式，這樣可以保證營養素的不流失，並且口感會更加濃郁，更利於人體的消化吸收。

為什麼用「燜」的方式就可以使營養不流失？因為蓋上鍋蓋可以增加鍋內的溫度，使菜更容易變得細軟，也更易入味，並且燜的時間不需要那麼長，從而使更多的維他命留在了菜中，既省油，又美味。具體做法是先翻炒幾下蔬菜，然後蓋上鍋蓋，調至中火即可。如果採用一般炒法，需要

的時間很長，營養流失得也會比較快。比如茄子，炒到 5 分鐘以上，維他命 C 的損失就接近了四成。

除了炒和燜，還有燉煮的方法，但是相對於「燜」來說，還是略遜一籌。因為在燉煮時，會加入大量的水，在這個過程中一些水溶性維他命和礦物質就會溶在水中，不僅如此，水煮過的蔬菜味道一般都不會太好。而燜，可以讓人們品嘗到蔬菜的本來味道，既健康又營養。

在這裡，推薦給大家兩種燜菜：馬鈴薯燜四季豆、茄子燜黃豆。馬鈴薯的澱粉含量比較豐富，用燜製的方法一般會有糊化的可能，雖然看著很黏，但是這樣不僅軟化了膳食纖維，還利於人體消化吸收，使腸道內的食物體積膨脹，利於排泄，從而使我們的腸道更加舒適健康。

千萬要注意

在家掌廚做飯的人都知道四季豆沒有完全熟透是有毒的，這是為什麼呢？因為四季豆裡面含有植物血凝素和皂素，它們都是有毒性的。但是無需緊張，它們遇到高溫就會被破壞分解。然而，如果真的出現了中毒的現象，嚴重者就要立刻到醫院就醫。中毒的症狀為噁心、嘔吐、腹痛、腹瀉，在一天中會出現十幾次。病情嚴重者會感到頭暈、頭痛、胸悶、出冷汗、心慌、四肢麻木。這些症狀通常會出現在食用幾十分鐘後。

1　中毒成分和機制：通常認為，四季豆中的皂素和植物血凝素會使人體中毒，它們可以凝血。

2　中毒原因及預防：一般食用四季豆導致中毒原因是烹飪的時候沒有熟透。若是將四季豆放入沸水中，然後撈出用做涼菜或炒熟，也無法使菜中的毒素消失，而採用燉食就會在很大程度上防止中毒，所以四季豆最好燉食。如果十分喜歡炒食，就要讓四季豆熟透，否則，中毒後就要到醫院

就醫。

3　中毒症狀：一般潛伏期為半個小時，或者是 3 小時，長的可以達到 15 小時。症狀為噁心、嘔吐、腹瀉、頭暈，有的還會感到心慌、出冷汗，但是體溫無異常。中毒後比較容易恢復，好轉後一般不影響身體的健康。

4　急救與治療：一般不需要治療，經過吐瀉，人體就會自行痊癒。若是出現了凝血的現象，要去醫院治療，注入低分子右旋糖酐、肝素等就可以了。

甜椒 ── 保護視力，補充維他命 C

為什麼要吃

　　富含維他命 C 的食物，不是只有橘子等柑橘類水果。最近一段時間，美國一本雜誌刊載的文章讓人們感覺非常不可思議，個個瞠目結舌，其中提及，紅椒比其他蔬菜水果中所含的維他命 C 都要多。

　　正如人們所知，維他命 C 不僅可以美白，對我們的免疫系統也很有好處。研究顯示，維他命 C 可以提高人體的免疫力，使人更快地擺脫疾病的困擾。在英國進行了一項調查，要求四千多名女士服用維他命 C，經過多年後發現，這些女士的皮膚比以往要光滑細膩，幾乎沒有皺紋。

　　維他命 C 除了具有美膚的功效，還有保健功效。芬蘭的研究者認為，若是男士缺乏維他命 C，就容易受到中風的威脅。而澳洲有人發現，若是人體內含有足量的維他命 C，可以緩解關節炎的病情。

　　所以，要想在飲食中攝取豐富的維他命 C，紅椒不可或缺。

到底怎麼吃

1　甜椒＋沙拉醬：將清洗乾淨的甜椒放到沸水中，當看到其表皮起泡時撈出，然後剁碎盛入盤中，稍等片刻，去掉甜椒的表皮，接著放入混有番茄丁和芹菜丁的盤子中，加入適量的精鹽、橄欖油、蒜末、蔥末和香料末、紫蘇葉、檸檬汁等調味料，之後攪拌均勻即可食用。

2　甜椒＋紫蘇：把甜椒用清水清洗乾淨，切條盛入盤中，在其中滴入適量的橄欖油、精鹽、紫蘇，攪拌均勻即可食用。

3　甜椒雜燴：將各種顏色的甜椒（黃、綠、紅）清洗乾淨，切塊盛入盤中，然後在其中加入蒜末、香菜末、洋蔥、橄欖油、紅酒，攪拌均勻，接著把盤中的蔬菜倒入鍋中，點火加熱幾分鐘，若是想要味道更好，可以加入一些炭烤熟的雞肉，這絕對是一道色澤誘人、可口爽脆的佳餚。

你可能不知道

　　炎炎夏日，甜椒成了人們的新寵，不僅可以涼拌著吃，還可以直接拿它蘸著醬吃。口感清脆，方便省事。但是如何在市場上挑選出新鮮的甜椒也是一門學問。

　　甜椒，亦叫甜椒，顏色鮮豔的、色澤光亮的才是最好吃的。此外，看起來比較飽滿的、摸起來比較光滑的、感覺質地比較硬的甜椒，味道也一定是美味的。水分不充足的、肉質較薄的甜椒，吃起來不太好，味道略遜色。

　　另外，甜椒分為三個爪和四個爪的，這裡告訴大家，四個爪的甜椒口感要比三個爪的好一些。

瓜類蔬菜 —— 排除毒素，改善容顏

黃瓜 —— 抗腫瘤、抗衰老

為什麼要吃

抵抗腫瘤：黃瓜當中含有豐富的葫蘆素 C，具有提高人體免疫力的功能，有抵抗腫瘤的作用。而且，這一物質還能夠治療慢性肝炎。

延緩衰老：黃瓜當中含有豐富的維他命 E，具有延年益壽、抵抗衰老的作用，而且，黃瓜當中的磷脂酶，具有非常強的生物活性，可以有效促進人體的新陳代謝。尤其是把黃瓜搗成汁之後擦上皮膚，還能夠有潤膚、舒展皺紋的功效；

黃瓜可以有效預防酒精中毒：黃瓜當中含有的丙胺酸、精胺酸和麩醯胺酸對於肝臟病人，尤其是對於酒精肝硬化患者有一定的輔助治療功效；

降低血糖：黃瓜裡面含有的葡萄糖苷、果糖等是不參與一般的醣類代謝的，所以，糖尿病人用黃瓜代替澱粉類食物充飢，血糖不僅不會升高，反而還會下降；

減肥強體：黃瓜裡面所含的丙醇二酸，能夠有效抑制醣類物質轉變成為脂肪。而且，黃瓜當中的纖維素對於促進人體腸道裡面的腐敗物質的排除和降低膽固醇是具有一定功效的。

到底怎麼吃

黃瓜咬起來爽脆汁多，聞起來有淡淡的香氣，此外，它的裡面有大量的膠質、果酸和活性酶，可以加強人體的新陳代謝功能，防治晒傷、雀斑

和皮膚過敏等症狀。而且黃瓜價格實惠，口感香甜，在夏季從來都是家庭裡必備的蔬菜，其中廣大女性朋友最為喜歡。

黃瓜不僅吃起來口感好，還具有一定的藥效。它可以清熱解毒，預防便祕。黃瓜裡面含有大量的丙醇二酸，能夠抑制醣類變成脂肪，使人吃多少都不會變胖。因此，如果你想減掉身上的贅肉或預防冠心病，那麼黃瓜是個不錯的選擇。

黃瓜配木耳：排毒、減肥的功效明顯。

黃瓜中含有丙醇二酸，所以可以減肥瘦身。而在木耳中含有豐富的營養物質，其中植物膠質可以吸附並清理人體內的垃圾，當它進入人體後，會吸附消化系統當中未消化的殘餘物質，利於排便，進而能夠使人體排毒。若是將兩者搭配食用，既可以減肥瘦身、排毒養顏，又可以平衡人體的營養。

黃瓜搭配豆腐：解毒消炎，潤燥生津。

植物性食物中蛋白質含量最豐富的，非豆腐莫屬，並且它所含的蛋白質進入人體後十分容易被吸收，有益於人體內的腸胃功能。豆腐屬於寒性食物，其包含的碳水化合物少之又少，可以用來去燥下火。若是將其與黃瓜搭配來食用，不僅可以清熱解毒，排毒養顏，還可以養肺生津，去燥下火。

你可能不知道

夏天的到來，滿街都是蟬的鳴叫聲，往往會使人覺得難以入睡，心煩氣躁。然而黃瓜裡面含有大量的鈣、磷、鐵、胡蘿蔔素、維他命 C 等，

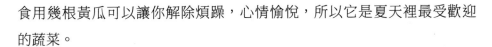

食用幾根黃瓜可以讓你解除煩躁，心情愉悅，所以它是夏天裡最受歡迎的蔬菜。

製作方法：

涼拌黃瓜的製作方法非常簡單，先洗淨兩根黃瓜，然後用刀將其拍平，接著再用刀剁成一塊一塊的，這樣切黃瓜的原因是為了避免它的汁和碎渣四處飛濺。最後把切好的黃瓜盛入盤中，放入適量的精鹽、淡醬油、醋、雞精、香油和蒜末等調味料。

如果你比較喜歡清淡爽脆的涼拌黃瓜，在上菜前再加入調味料。如果你喜歡重口味的，可以事先放入調味料攪拌均勻，這種做法雖然口感也還不錯，但是黃瓜中的水分就不會那麼充足了。

有些人喜歡在黃瓜中加入少量的豬頭肉等熟食，其實這種做法既不理想，也不是很符合營養搭配。無論是口感，還是營養價值都大打折扣了。黃瓜搭配肉食，會淹沒黃瓜獨有的清香味道，取而代之的是肉食的肥膩；而且黃瓜瘦身排毒的功效也會有所降低，整道菜的脂肪、蛋白質、膽固醇含量會有所增加。

因此，涼拌黃瓜就是純粹的涼拌黃瓜，不要加入其他的輔料，這樣可以保留黃瓜獨有的清淡爽口的口感和排毒養顏的功效。但是要注意涼拌黃瓜是一道生菜，屬於寒性，年邁者、年幼者或胃不好的人士最好少食用。

南瓜 —— 降醣解毒

為什麼要吃

1　治病：長期食用南瓜，能夠醫治小孩的蛔蟲以及糖尿病，不僅如此，還可以降低麻疹帶來的危險和死亡率。

2　改善秋燥症狀：秋季到來，天高雲淡，可是空氣卻是異常乾燥，很多人的嘴唇出現了輕微或嚴重的乾裂，鼻腔也會偶爾流血。秋季還是「流感」的高發季節，很多父母都為寶寶的健康擔心。而專家建議，為孩子準備能增加一些含有豐富的維他命 A、維他命 E 等食品，可以讓兒童增強免疫力，有效改善秋燥的症狀。

在南瓜裡面有 β- 胡蘿蔔素，它進入人體後，經吸收可變為維他命 A。除此之外，它還含有豐富的維他命 E，可以維持腦下垂體荷爾蒙的分泌功能，從而讓寶寶的生長發育維持正常的健康狀態。

3　補血：有位名醫說過：「南瓜為補血之妙品。」所以我們知道若是經常食用，能夠潤腸通便，美容豐體，特別是對於女性來說，還具有美容的作用。因此，女性朋友都可以食用這種「美容產品」。

4　斷奶：因為南瓜含有豐富的糖，進入人體後也容易被消化吸收，所以兒童在斷奶時可以經常選用這種食物。並且南瓜是維他命 A 的主要供給來源，含有很高的營養價值。在斷奶時，可以把南瓜做成湯、糊，或者粥、蒸食等。

到底怎麼吃

我們可以把南瓜稱為倭瓜，它屬於葫蘆科，可以補血利氣、潤燥消炎。在它裡面有大量的果膠，它能夠減慢腸道吸收糖、脂質的速度。

除此之外，南瓜還含有大量的微量元素，鈷，合成胰島素需要這種物質，所以害怕患上糖尿病的人士或是已患糖尿病的人士，都可以選擇食用南瓜。但是要注意，不能食用大量的南瓜，否則會使血糖增高。那麼，身為糖尿病患者，應該如何去吃南瓜呢？

如果把南瓜磨成南瓜粉，就可以將其進行秤重食用，糖尿病患者就可以長期定量食用。製作南瓜粉的過程如下：

用清水將南瓜清洗乾淨，然後削去外皮，把籽取出，接著將南瓜切絲；把南瓜絲倒入清水中，一個小時左右控水撈出，在陽光下晒乾；將晒乾的南瓜絲裝入盤中，放入烘箱，把溫度調至 60 ～ 80 攝氏度之間，8 小時左右取出；最後把南瓜絲磨成粉狀，將其放入容器中密封保存。

對於糖尿病患者來說，每天食用 30 ～ 40 克的南瓜粉就可以了。取出南瓜粉，用水沖泡飲用，一天飲用 3 次，15 天即可停止服用，但是如果血糖還沒有下降，可以增加南瓜粉的服用量。

苦瓜 —— 促進飲食、消炎退熱

為什麼要吃

1　促進食慾、消炎退熱：食用苦瓜可增加人們的飲食量，因為其含有苦味素等物質；而其包含的奎寧，可以活血、利尿、祛熱消毒、亮眼。

2　防癌抗癌：苦瓜裡面所包含的蛋白質和豐富的維他命 C，可以增加人體抵抗力，使免疫細胞可以消滅癌細胞；而在苦瓜汁中的蛋白成分，可以增強人體的免疫功能，可以輔助治療白血病。在苦瓜籽中的胰蛋白酶，能夠削弱癌細胞分泌的蛋白酶，避免惡性腫瘤生長。

3　降血脂血糖：如果你是糖尿病患者，可以多食用一些苦瓜，因為苦瓜汁中類似胰島素的物質等，有降低血糖的效果。

到底怎麼吃

1　三鮮苦瓜湯：將苦瓜、香菇、冬筍、上湯按照 5：1：1：10 的比例進行準備。首先把苦瓜清洗乾淨，切掉瓜蒂，掏去瓤，切片盛入盤子中；冬筍清洗乾淨後切片，香菇清洗乾淨後去蒂切片，分別裝入盤子中；然後把苦瓜片放入煮沸的開水中，片刻後控水撈出；點火倒油，七成熱時，

　　倒入苦瓜，翻炒幾下加入上湯，湯鍋煮開後倒入冬筍、香菇，湯熟後放入精鹽即可。

2　素炒苦瓜：分別準備適量的苦瓜、辣椒、榨菜、鹽、雞精、料酒。首先將苦瓜清洗乾淨，切掉瓜蒂、掏去瓤，斜切成片盛入盤子中；然後點火倒油，倒入苦瓜，接著倒入適量的配料；差不多熟時，放入鹽、雞精，灑些料酒，關火盛入盤中即可。

3　雙菇炒苦瓜絲：將苦瓜、金針菇、香菇按照 3：2：2 的比例進行準備，再準備適量的精鹽、薑、糖、醬油、香油。把苦瓜、香菇分別切好盛入盤中，然後用清水清理好金針菇，將底端切除；點火倒油，放入薑，然後再加入苦瓜、冬菇，瓜絲炒至差不多熟時，倒入金針菇，加入調味料翻炒幾下即可。

千萬要注意

　　夏秋季節，是人最易上火的時候，這時人們就會覺得應該吃些清涼去火的食物，可是苦瓜雖然去火，但是每天食用身體是受不了的。而且專家說，有些人不能總食用苦瓜，苦瓜每天都出現在飯桌上，就會營養不良、寒涼過盛，傷害身體。

　　醫學中所說的五味是指酸、苦、甘、辛、鹹，分別對應的五臟為肝、心、脾、肺、腎，對應的五季為春、夏、長夏、秋、冬，而歸屬於五行則是木、火、土、金、水。夏季屬火，心也對應著火，因此夏季容易使人心火旺盛。苦瓜屬於寒性食物，所以夏日降火要多食用它。苦瓜不僅可以降火、清心亮眼、清涼止渴，還可以緩解疲勞。除此之外，它還能夠促進食慾、清熱解毒。但是一定要注意，苦瓜雖然好處多多，但是對於一些人來說，不可以經常食用。那麼，究竟哪些人不可常吃或生食苦瓜呢？請看下面：

脾胃虛寒者。專家提示：苦瓜屬於寒性食物，所以平時大便不成形、十分懼冷、面色蒼白的人最好不要常吃苦瓜，這些人一般虛弱、體寒，若是長期食用苦瓜，很容易肚子脹痛、嘔吐、腹瀉。

學齡前的兒童。小孩為純陽之體，胃常有餘，脾常不足；再加上孩子們的自控能力又差，所以吃多苦瓜容易傷脾胃。

孕婦。孕婦若是食用大量的苦瓜，其含有的奎寧會影響子宮，嚴重的會導致胎兒滑落。

除此之外，我們還要特別注意，就算你的身體十分強壯，也不能每頓飯都食用苦瓜。因為它裡面有草酸，過多的草酸會結合體內的鈣，變成草酸鈣結石。

專家告訴我們，飲食不可以太過單一，即使心火旺盛也不可把苦瓜當糧食吃，每天食用多種果蔬才能讓我們的身體吸收各式各樣的營養物質，才能夠使我們的身體更加健康強壯。

芽類蔬菜 ── 清腸胃，解熱毒

黃豆芽 ── 保護皮膚和微血管

為什麼要吃

豆芽是黃豆衍生出來的，透過培養使黃豆發芽，而豆芽就是其萌出的芽。它有很高的營養價值，更是因為天然、無汙染而備受人們青睞。在市面上有很多種豆芽，現在，我們就來說說黃豆芽。

「有彼物兮，冰肌玉質，子不入於汙泥，根不資於扶植。」這就是明

朝人誇讚它的詩句。很多營養素會在黃豆發芽時出現，這些營養進入人體後，很容易被吸收，所以黃豆芽的營養價值比黃豆還要高。

它可以清熱解毒、潤燥行水、益氣養血、降低膽固醇……春季到了，會有很多缺乏維他命 B2 的患者，這個時候就可以多食用一些黃豆芽，它可以在一定程度上預防這類病症。其含有豐富的維他命 E，不僅可以呵護人體的皮膚，還可以預防動脈硬化，防止高血壓……

除此之外，黃豆芽中含有維他命 C，是女性天然的養顏聖品。如果長期食用，可以增加你的毛髮營養，使頭髮烏黑有光澤，而且，可以有效的祛除面部的雀斑。對於正在長身體的青少年來說，黃豆芽是個不錯的選擇；此外，它還可以預防貧血。

經常用腦的上班族或是正在上學的學生們可以經常吃些黃豆芽，因為它可以健腦、緩解疲勞、抵抗癌症。我們都知道黃豆吃多了會脹氣，但是在黃豆芽中，就沒有那種物質，並且有一部分營養素更易被人體吸收利用，此外，它裡面含有一種能夠降低癲癇發作率的物質，它就是硝基磷酸酶。

到底怎麼吃

先將黃豆清洗乾淨，然後用清水泡 2 天，若是冬季，就要浸泡 3 天。當黃豆舒展出小芽後，將其移到一個容器內，在底部挖個小洞，然後將頂部密封。在這裡，可以選擇一個黑色塑膠袋封頂，可以避光，然後在袋子上打幾個小孔，每天都要找時間壓一壓黃豆；若是你想要吃到豐滿可愛的黃豆芽，蓋子就需要用到紙板，在上面打出幾個小孔以供豆子自由呼吸，但是要在這上面壓個稍重一點的東西。

每天的早晚，我們都要幫黃豆澆水，水要把黃豆淹沒，黃豆吸收水分後，剩餘的水分就會從容器下面的小洞排出，所以為了保證地面的乾燥清潔，我們一定要做好容器的濾水工作。

如此進行操作，等待一週的時間，如果是在冬季，差不多需要 10 天左右，就會發現自己的「無公害」豆芽菜製作完成了。

當然，由於地區環境的差異，上述的時間僅供參考，我們可以根據自己每日觀察的豆芽長勢縮短或者是延長時間。

黃豆芽怎麼吃

1　種植黃豆芽時，芽的長度適中即可。

2　製作黃豆芽菜餚時，要放入少許醋，防止維他命流失。

3　無論是炒、煮、蒸、炸都要快速，然後再放入調味料。

4　在烹飪豆芽時，不要讓豆芽熟過頭，八成熟左右就可以了。有人認為沒完全熟透的豆芽吃起來澀澀的，這個問題加點醋就可以解決了，並且還會使口感爽脆。

5　在豆腐燉排骨湯中加入一些黃豆芽，可以去除火氣、健胃消食。

6　不要食用沒有根的豆芽，因為這種豆芽一般是被噴灑了除草劑，大部分除草劑都含有致癌、致突變的有害物質。

7　黃豆芽能夠治療失血性貧血，做法是：在鍋中放入同等重量的黃豆芽和豬骨，再放入少許紅棗，倒入清水煮 1 個小時，最後再加入精鹽，每天食用 3 次。

綠豆芽 —— 通經絡，清血管

為什麼要吃

當我們看見很瘦小的人時，經常會說：你看他，瘦得像「豆芽菜」似的，其實，如果你真的很喜歡吃綠豆芽，那麼你極有可能擁有一個苗條的身材。專家介紹說，因為綠豆芽當中含有的粗纖維素非常多，可以幫助人體清理垃圾。

中醫記載綠豆芽可以「通經絡、調五臟」，也就是說，綠豆芽能夠調理身體、幫助排便、清熱解毒。

綠豆芽絕對是好東西，不管是單炒，還是與韭菜一起炒，都可以幫助排便，預防便祕。專家說：從營養價值這方面來看，綠豆芽的營養價值要遠高於綠豆，而且還會幫助人體分解所需的胺基酸。

綠豆芽之所以會有這些價值，是因為它「味甘性涼」，也正是因為這樣的特性，才使它才可以止渴消火、明目降壓、美容養顏，特別是可以祛脂保肝。

除此之外，綠豆變成綠豆芽，會使維他命 C 的含量大大提高。如果在你的身邊有冠心病、腦血管疾病的患者或是年邁的老人，一定要提醒他們平時多吃一些綠豆芽，因為綠豆芽含有大量的維他命，而其中的核黃素可以清理血管壁的膽固醇，通絡血管，長期食用綠豆芽，能夠有效地預防有關心腦血管的疾病。

到底怎麼吃

下面為大家介紹一道菜譜：

涼拌綠豆芽的製作

材料：綠豆芽、精鹽、味精、白糖、黃酒、麻油。

做法：

1　綠豆芽去掉芽根並清洗乾淨，再放入沸水當中燙熟取出；

2　用冷水過一遍，瀝乾水之後放入盆內，把精鹽、白糖、味精、黃酒、麻油一起放入碗內，調勻後澆在綠豆芽上即可。

你可能不知道

　　綠豆芽是綠豆衍生出來的，透過培養使綠豆發芽，而綠豆芽就是這萌出的芽。它的營養價值已經成倍提高。綠豆變成綠豆芽，其蛋白質裡面的胺基酸進行了重新排列，使得胺基酸大大增加，此外，綠豆芽中的胺基酸的比例更符合人體的需求，使得綠豆芽的營養價值不可小覷。

　　一般情況下，綠豆中沒有維他命 C，但是一旦發芽變成綠豆芽，維他命 C 的含量十分可觀，尤其是在發芽最初的幾天。若是在陽光下培養發芽，維他命 C 的含量還會增加更多。除此之外，在綠豆芽裡面有大量的菸鹼酸、維他命 B2、B1、胡蘿蔔素。中醫認為綠豆芽味甘，屬於涼性，長期食用可消火解毒，利尿除溼。而且，綠豆芽烹飪方法簡單，進入人體後很容易消化吸收，非常適合兒童食用。

野菜 —— 防病治病的良藥

莧菜 —— 補血利咽

為什麼要吃

食用莧菜能夠加強人體吸收鐵的能力，而且還可以清熱解毒、涼血止血、通利大小便的功效。主要醫治赤白痢疾、咽喉腫痛、流鼻血等病症。

在它裡面有大量的鈣，而且很容易為人體所用，對人體的牙齒和骨骼大有益處。此外，還可以使心肌正常運轉。

當然，它還含有大量的鐵、鈣和維他命 K，可以加強凝血功能，提高攜氧能力，增強造血功能等。此外，如果你想要甩掉身上的肥肉，莧菜也是一個不錯的選擇，長期食用不僅可減肥瘦身，還可以排毒養顏。

我們可以把莧菜的作用歸納為以下三大方面：

1　清熱解毒，明目利咽：莧菜性味甘涼，經常食用能夠清熱除溼、清肝排毒、通利大小便，特別是因溼熱引起的赤白痢疾，以及肝火上炎所導致的眼睛、咽喉腫痛等，都能夠有一定的輔助治療作用。

2　營養豐富，增強體質：我們都知道在牛奶中含有豐富的蛋白質，但是莧菜中的大量的蛋白質更容易被人體所吸收。此外，它還含有豐富的脂肪、醣類及多種維他命和礦物質，其含有的胡蘿蔔素比茄果類還要高很多，長期食用可以強身健體，提高人體的免疫力，所以，很多人都稱它為「長壽菜」。

3　促進兒童的生長發育：莧菜所含有的鐵比菠菜還要高，而且其鈣含量要遠高於菠菜，在蔬菜中也是名列前茅。它最大的優點是不含草酸，所以鈣、鐵更容易被人體所吸收。所以，身體出現骨折狀況的患者或是兒童

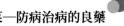

可以多吃一些莧菜，它對強健骨骼有很好的幫助。

到底怎麼吃

莧菜粥

材料：莧菜、粳米、精鹽、味精各適量。

做法：

把莧菜清洗乾淨，放入沸水中燙一下，取出之後剁為碎末；

將粳米淘洗乾淨，用水煮米做粥，粥成之後放入莧菜再煮 5 分鐘之後放入調味料即可。

清炒莧菜

材料：莧菜、精鹽、味精、蔥、沙拉油各適量。

做法：

先把莧菜洗淨，放入沸水中燙一下，取出之後晾涼，切為寸段，蔥切絲備用。

炒鍋開火放油，油燒至五分熱的時候把蔥絲投入，炒出蔥味之後再放入莧菜翻炒兩下，立即放入鹽、味精少許，拌炒之後即可。

你可能不知道

在農村，幾乎哪裡都可以看見莧菜。但是這種很平常的野菜最近開始出現在了人們的餐桌上，在某些地方，甚至把它奉為「長壽菜」。

在夏季，莧菜會遍布滿山，根據其葉片的色彩（綠、紅、暗紫）分為綠莧和紅莧。但是在古書上還出現了白莧、赤莧、紫莧、五色莧等數種。

香椿 —— 止血，驅蟲

為什麼要吃

有「樹上蔬菜」之稱的香椿，就是香椿樹萌發的芽葉。每在穀雨前後，香椿的嫩芽就會走進各家各戶，成為餐桌上美味的菜餚。它不僅具有強大的營養價值，而且還具有很高的藥用價值。

香椿的葉子很厚，但是卻很鮮嫩。顏色就像是瑪瑙、翡翠，綠中帶紅。其味道濃郁，所含有的營養價值要遠遠高於其他蔬菜，是宴請親朋的最佳選擇之一。

該植物裡面含有某些有機物，能夠刺激人們的食慾。而其中所包含的維他命 E 等物質，則可以美容養顏、補陽滋陰，被人們稱為「助孕素」。

不僅如此，它還可以清熱解毒、利尿美膚，對治療腸炎、痢疾、泌尿系統感染等疾病有輔助作用。香椿還可以趕走蛔蟲，很多小孩的肚子裡都可能會有蛔蟲，而香椿的味道可以穿透蛔蟲的外殼，使它輕而易舉的就被排出體外。

不僅如此，香椿裡面含有的維他命 C、胡蘿蔔素等物質，都可以增強人體的免疫力，還可以美顏潤膚，絕對是純天然的保健美容的良藥。

到底怎麼吃

香椿魚

材料：香椿、雞蛋、澱粉、鹽適量。

做法：

香椿洗乾淨後晾去水分，用鹽水醃 1 分鐘，撈出，擠乾水分，撒上乾澱粉備用。

把澱粉放入雞蛋、鹽、少量油拌成糊待用。

炒鍋放油，香椿裹上蛋糊放入油鍋裡面炸一下撈出。

把油鍋再燒熱，將香椿放到鍋內再炸一下，撈出，涼乾之後可以蘸椒鹽吃。

香椿炒蛋

材料：香椿芽、雞蛋、鹽、料酒、植物油各適量。

做法：

先把香椿芽洗乾淨，再用開水燙一下，之後再撈出放到冷水裡面，撈出之後過將其切末。

把雞蛋打入碗內，再放入香椿、鹽、料酒，攪成蛋糊。

炒鍋放油燒至到七分熱，之後再把雞蛋糊放入鍋內，翻炒至雞蛋嫩熟，淋上少許熱油，裝盤即可。

你可能不知道

只有華人把香椿嫩芽葉當作食物。

清明前後，香椿樹就開始萌發嫩芽了，在早春時剛好大批湧入市場。香椿芽有兩種，青芽味道比較不錯，我們常吃的就是這種；紅芽比較粗糙，香氣也不是很好。

第二章　營養飲食有祕密，各類蔬菜比一比

千萬要注意

　　每當春暖花開，綠葉飄香，香椿就會成為人們餐桌上天然的清香劑，在愉悅的心情下，獲取了豐富的微量營養素。

　　香椿雖好，但是臭椿卻令人煩惱。在魚目混珠的菜市場，究竟哪些才是真正的香椿？哪些是可惡的臭椿？現在，我們為大家講講怎麼區分香椿與臭椿，讓大家在春光明媚中吃得自在舒適。

　　俗話說：「房前一株椿，春菜常不斷。」剛入春，樹木花草剛剛復甦，沒有什麼新鮮嫩綠的菜可以購買，香椿可能就會被我們想起來。

　　但是很多生活在大都市的人們一般看不見香椿樹，只在超市、市場裡見過香椿葉，這時就出現了一個問題：怎麼保證我們所購買的香椿不是臭椿呢？其實也不難，觀察葉子的外表，就可以輕鬆的區分香椿和臭椿。

　　從香椿的外觀來看，根部是淺綠色的，每個樹枝上的葉片都是雙數的是香椿，每個樹枝上的葉片都是單數的絕對不是香椿樹。

　　另外一方面，我們也可以從氣味上面鑑別出兩者來。你可以拿一片葉子用手一搓，放到鼻子前面聞聞味道。

　　其實，過去鄉下的房屋附近都可以看見這種香椿樹。每逢鄰近清明，坐在院子裡的人就可以聞到陣陣香氣，那是香椿樹芽傳來的芬芳，就像是在召喚人們：「把我採摘下去吧，讓你笑臉迎春天。」

　　但是在散發香氣的香椿周圍，經常會有一種植物在散發著奇怪的氣味，大家稱之為臭椿。它很想和香椿成為親戚，可它奇怪的氣味，讓人拒它千里之外。然而有些商家為了賺取更多的利潤，不惜欺騙廣大消費者，用臭椿充當香椿來銷售。如果有人不會分辨兩者，買回家食用，一定會讓人噁心難受。

雖然這兩者長相極其相似，但是內在卻大為不同。相似的原因是它們都是多年生喬木，但是所屬的科並不一樣。

在很遙遠以前的年代，香椿被人們稱為上好的木料，他們常用它來當作木製品的原材料。這是因為它挺拔高大，質地非常硬實。但是臭椿的植株就會比較矮小，生長得並不整齊，樹幹粗糙不夠硬，無法被人所用。

中藥文獻有記錄，臭椿僅僅可以煎湯外洗使用，因為它有一點小毒。所以，即使使用臭椿並不會致死，但能不吃也就不要吃了，實在是沒有必要。

香椿葉不僅具有很高的營養價值，還具有很好的藥用價值。在古代，它就被當做中藥來使用，它可以健胃、行氣、利溼和解毒。長期食用它既能夠刺激食慾，促進消化，遠離中毒，還能夠去溼氣，利小便。

現在，人們經常用它來去溼消毒，預防並醫治腸胃炎、尿道感染、溼疹、痤瘡等病症，療效可以說是十分顯著。

薺菜 —— 健脾，止血

為什麼要吃

我們可以把薺菜稱為「雞心菜」、「護生草」或「香田薺」。雖然它不是名貴稀少的野菜，也很少有人問津，但是它來自很久遠以前的年代。

在兩千多年以前，《詩經》當中就有「其甘如薺」的詠歎。而今，人們呼籲回歸大自然，食用天然無公害的食品，薺菜越來越受到人們的重視。

薺菜含有很高的營養價值。經研究證明，它裡面包含多種有機酸和胺基酸，以及多種醣類。此外，它裡面還有豐富的鉀、鈣、鈉、磷等礦物質

和皂素等物質。

薺菜聞起來清香迷人，味道略甜。薺菜在初春的時候，口感甚是新鮮可口，美味至極。薺菜的製作方法各式各樣，可生食、熟食、煮湯、做餡料。比如滬菜中的「薺菜冬筍」，魯菜中的「薺菜魚卷」等，都非常美味可口。在家常烹飪中，薺菜也是人們眼中的寶，例如薺菜炒肉絲。

薺菜不僅是人們飯桌上的寶貝，更是一劑治病的佳藥。醫學研究證明，薺菜中的黃酮素、芳香苷等物質，可以控制高血壓、加寬冠狀動脈；其所包含的薺菜酸，可以用於止血藥劑，可醫治吐血、尿血等病症；其所包含的胡蘿蔔素，可防治很多眼疾；其富含的維他命 C，可醫治因為缺乏維他命 C 所引起的營養不良症。

中醫記載，薺菜可以和脾、止血、亮眼，防治乳糜尿、月經過多、眼睛灼痛等。將薺菜放在水中煎服，能夠醫治痢疾；將適量的薺菜根、車前草放在水中煎服，能使人不再有陽症、水腫之症。

到底怎麼吃

薺菜有很多製作方法，既可以涼拌，又可以熟食。放沸水中煮一下，然後再加入調味料進行涼拌，或是和雞蛋一起炒。當然，把它包在水餃或春捲中，更是美味無窮。

下面就向大家介紹一下薺菜水餃的製作方法。

材料：豬肉餡 480 克、精鹽、醬油、雞精、花椒粉、香油、蔥末、薑末各適量，用清水將適量的薺菜清洗乾淨，剁碎放入鍋中。

製作過程：

1　在肉餡中加入調味料，照著同一個方向攪拌均勻。

2　在麵粉裡加入少許精鹽後，再和麵，這樣煮出來的水餃不易破皮。

3　和好面，待上一會兒，再擀皮時就輕而易舉了，煮熟後口感也會很勁
　　道。

4　把剁好的薺菜倒入肉餡中，攪拌均勻即可。

5　包水餃，放入沸水中煮熟，盛入盤中。

6　製作餃子的蘸料：在碗中放入適量的蒜末，再加入鹽、醋、香油等調味
　　料即可。

蕨菜 ── 擴張血管，降低血壓

為什麼要吃

　　蕨菜俗稱蕨貓，它具有很高的營養價值。100 克的嫩葉裡面胡蘿蔔素有 1.04 毫克；維他命 B2 有 0.13 毫克，維他命 C 有 27 毫克；維他命 P 有 2.7 毫克。晒乾後，100 克裡面包含蛋白質 6 克多，脂肪不到 1 克，粗纖維 20 克多，糖 50 克多。

　　蕨菜不僅有很高的營養價值，還有藥用價值。其含有十多種胺基酸、蕨菜素等。可以去熱化痰、理氣通便、潤腸解毒。

1　清熱解毒，殺菌消炎。蕨菜素在一定程度上可以防止細菌增加繁殖，可
　　治療高燒、溼疹等疾病。

2　降壓通便。蕨菜不僅可以控制高血壓，其含有的粗纖維還可以加強胃腸
　　運動，促進排便。

3　止瀉利尿。經常食用蕨菜，可以滑腸排毒，如果有人拉肚子或小便不
　　順，經常食用一些蕨菜，可以緩解病情。

　　強身健體。將蕨菜製成粉狀食物，每日食用，可以健脾利氣，增加人體抵抗力。

到底怎麼吃

3 種蕨菜的減肥吃法

近些年，有研究證明，蕨菜含有的纖維素可以使腸道加快運動，通便排毒。下面，就向大家介紹幾種蕨菜的做法：

第一種：將蕨菜與冬粉按照 4：1 的比例進行準備，再準備適量的精鹽、糖、醋、味精、香油等調味料。1. 把蕨菜用清水清洗乾淨，放入沸水中，片刻後放入清水中大概半個小時，切段盛入盤中，然後將冬粉放入沸水中直至軟化即可控水撈出。2. 將冬粉用溫水泡一下味精，在其中加入精鹽、糖、醋、香油，然後均勻地撒在菜上即可。

第二種：將蕨菜、澱粉、雞胸肉按照 4：3：2 的比例分別準備好，再準備適量的鹽、醬油、料酒、薑絲、蔥絲、味精等調味料。1. 把蕨菜用清水清洗乾淨，放入沸水中，片刻後放入清水中，半個小時後取出，切段盛入盤中。2. 把雞胸肉切絲，放入鹽、味精、澱粉醃一下，然後點火倒油，燒至七分熱，將雞絲滑入，熟後盛入盤中。3. 更換鍋中的油，放入蔥、薑、料酒、醬油，然後依次放入雞胸肉、蕨菜，翻炒幾下即可。

第三種：將上湯和蕨菜按照 5：2 的比例進行準備，再準備一些精鹽、味精、蔥末、薑末、香油等調味料。把蕨菜用清水清洗乾淨，放入沸水中，片刻後撈出切末，然後放入正在煮的上湯中，放入精鹽、味精、蔥末、薑末，大約不到半個小時，即可加入香油盛入碗中。

健康小菜 —— 涼拌蕨菜的做法

無論在哪裡，涼拌蕨菜都是一盤無比受青睞的美食。之所以說這道菜受青睞，是因為它具有較高的營養價值，它不僅包含多種維他命和鈣、

鐵、磷、鎂等微量元素，還包含多種我們人體所必需的胺基酸，長期攝食蕨菜十分有益於我們的身體健康。

涼拌蕨菜的製作方法可謂是五花八門，但主要展現的都是「鹹鮮」二字，偶爾也有麻辣口味的製作方式。下面為大家介紹一道涼拌蕨菜，口感鮮嫩、爽滑清口。

材料：蕨菜、蒜、蔥

調味料：精鹽、麻油、味精、醋各適量

製作步驟：

1　用清水洗淨蕨菜，切段盛入盤中備用。

2　將蔥、蒜切成細末。

3　將盤中的蕨菜放入沸水中，片刻後控水撈出。

4　將控水撈出後的蕨菜放入盛有適量清水的小盆中，放半個小時。

5　半個小時後，撈出蕨菜控水。

6　在蕨菜中加入蔥、蒜、調味料，攪拌均勻後盛入盤中即可。

這道菜我們可以多食用一些，因為它可以清熱化痰、理氣通便，而對於不喜歡吃蔥、蒜的朋友們，我們可以用蔥蒜水來代替蔥蒜粒，一樣很鮮美。

第二章　營養飲食有祕密，各類蔬菜比一比

第三章
蛋類營養多，吃法也不同

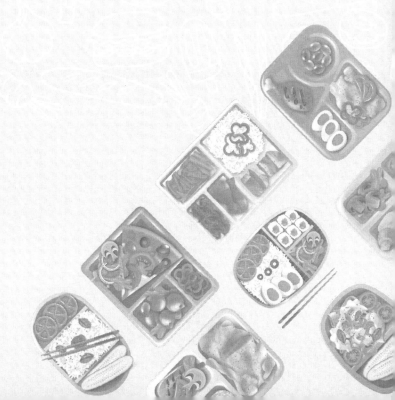

雞蛋 —— 增進神經系統的功能

為什麼要吃

雞蛋對兒童有哪些保健功效

　　雞蛋是很神奇的，我們都知道，只要這個雞蛋是受過精的，那麼在溫溼度相對合適的條件下，僅靠自身的營養，就能夠孵出一隻小雞，而這也可以充分證明雞蛋的營養是多麼的完美，雞蛋一直以來被認為是營養全面的食品，其中含有豐富的蛋白質、脂肪、礦物質、維他命等營養物質。

　　其實，蛋類攝取營養素的多少是和蛋的大小有關係的，大約 3 個鵪鶉蛋所具有的營養素相當於 1 個雞蛋所具有的，而 2 個鴿蛋所具有的營養素相當於 1 個雞蛋所具有的。人體所必需的 9 種胺基酸在蛋類蛋白質當中的含量是最齊全和豐富的，其組成比例也與人體內所需蛋白質的比例很接近，所以，蛋類蛋白質在人體內幾乎能被消化吸收完全。

　　雞蛋中除了富含多種營養物質之外，還易消化、易吸收，是兒童食譜中最佳的選擇。

　　根據研究發現，兒童對於蛋類蛋白質的消化吸收率高達 99.6%，幾乎是全部吸收。而對於其他類食品中蛋白質的吸收則是比較少的，牛奶最高也只能達到 85%，所以，補充蛋白質最好的食物便是蛋類，它非常適合兒童食用，雞蛋中還含有多種微量元素，如：硒、鋅等，這些都是兒童在生長發育期間必不可少的，孩子每天吃適量的蛋黃，能夠改善缺鋅的現象，可以促進兒童的健康成長。

　　雞蛋當中除了不含維他命 C 之外，其他的維他命含量都非常豐富，是

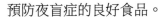

預防夜盲症的良好食品。

　　在雞蛋的蛋黃當中，還含有大量的卵磷脂、三酸甘油酯、膽固醇和核黃素，其中磷脂的含量是很高的。磷脂分為卵磷脂、腦磷脂和神經磷脂三類，它們對於神經系統的修復和身體發育都具有很大的幫助。卵磷脂進入人體被消化之後，能夠釋放出一種叫做膽鹼的物質，膽鹼可以改善各個年齡層兒童的記憶力，所以，我們應該多讓兒童吃蛋黃。

　　雞蛋當中的蛋白質具有修復肝臟組織的作用。蛋黃當中的卵磷脂也可以促進肝細胞再生，而且還可以提高人體內血漿蛋白的含量，增強免疫和代謝功能。相關資料顯示，從雞蛋、核桃、豬肝當中提取出卵磷脂，每天讓患有心血管疾病的病人適當地吃一些，堅持吃 3 個月，患者的血清膽固醇會有明顯的下降，治療效果也是很好的。

　　雞蛋當中富含 DHA 和卵磷脂等，對於神經系統的修復和身體發育都能夠發揮很大的作用，而且還能夠健腦益智，提高孩子的智力，改善記憶力，並且防止老年人智力衰退。除此之外，雞蛋當中還含有大量的維他命和礦物質，以及優質蛋白質。

　　對於人類而言，雞蛋的蛋白質易於吸收，僅次於母乳。雞蛋中的維他命 B2 含量比較豐富，它能夠分解並氧化人體裡的致癌物質，雞蛋當中的微量元素也能夠有一定的防癌作用，因此，經常適量地吃雞蛋可以預防癌症。

雞蛋的五大功效

1　駐顏作用：人體內所有需要的營養物質，在雞蛋中幾乎是齊全的，它是人們「理想的營養庫」。營養學家則稱之為「完全蛋白質模式」，很多長壽的老人在談到如何延年益壽時，總是會說道，每天吃一個雞蛋。而

且，也有很多流傳的養生藥膳都涉及到雞蛋。

2　健腦益智：雞蛋的蛋黃中的卵磷脂、三酸甘油酯、膽固醇和核黃素對於神經系統的修復和身體的發育發揮很大的作用。卵磷脂在進入人體時，會釋放出膽鹼，膽鹼再隨著血液循環到達大腦，從而可以有效地避免老年人的智力下降，並且能夠改善各個年齡層人們的記憶力，所以，不管是哪一個年齡層的人，想要保持記憶力的完好，每天吃上一兩個雞蛋，就能減少記憶力衰退的風險。

3　保護肝臟：雞蛋當中的蛋白質對於肝臟組織的損傷具有一定的修復作用。蛋黃中的卵磷脂可促進肝細胞的再生，而且還能夠提高人體內血漿蛋白的量，增強代謝功能，提高人體的免疫力。

4　防治動脈硬化：現今，很多營養學家以及醫學工作者一直都試著用雞蛋來防治動脈粥樣硬化，結果很令人吃驚。他們從各種食物當中提取出卵磷脂，每天都讓患有心血管疾病的人吃 4～6 湯匙。3 個月之後，患者的血清膽固醇含量大幅度下降。這一發現，受到全世界的關注。各國也相繼使用此法用於臨床醫學，都得到了令人滿意的結果。

5　預防癌症：雞蛋當中的微量元素，比如硒、鋅等，都有一定的防癌作用。它還富含維他命 B2，也具有防癌的作用。據調查，某地區的人的日常飲食中硒的含量較高，這個地區癌症的死亡率要遠遠低於其他地區。研究顯示，若是人體血液中的硒含量較高，癌症死亡率也會下降。

到底怎麼吃

一天吃一個有益健康，別只吃蛋白而棄蛋黃

目前，營養學家推崇健康的飲食模式，主張全面性的飲食。健康的人應該一日一顆全蛋，是非常有益的。其實高膽固醇血症患者也要一週吃 3～5 顆雞蛋，並且要注意時常監測血清中的膽固醇水準。由此可以看

出，吃蛋而放棄蛋黃的做法完全沒有必要。

　　誰都知道，雞蛋是一種營養價值很高的食品，富含優質蛋白質、不飽和脂肪酸、維他命和礦物質，是人體獲得營養的重要食物。蛋黃中的膽固醇含量比較高，每 100 克就達到 1,510 毫克，高於其他肉類食品的數倍甚至是數十倍。也正因為這一點，很多人都認為食用雞蛋會升高血脂，把它當成了冠心病的禍根，因而對雞蛋產生了恐懼，尤其是那些高血脂、冠心病患者，更是把它當成了夢魘。

　　那麼，有人就問了，吃雞蛋會不會使血脂升高呢？其實，吃任何東西都要有個限量，過量吃雞蛋確實可能加重冠心病。但是適量攝取一些雞蛋，對人體健康是十分有益的，並不會加重動脈硬化和冠心病等疾病。國外許多研究資料都顯示，讓 60 歲～ 80 歲的老人，其中包括患有動脈硬化、冠心病、高血壓患者，每天吃兩顆雞蛋，連續吃上 3 個月，都沒有出現血清膽固醇和血脂水準升高的現象。兩個雞蛋的膽固醇含量約為 700 毫克，遠遠超出了專家提出的每天的膽固醇的攝取量不能超過 300 毫克的建議，但為什麼還能保持血脂濃度的正常呢？這與雞蛋中的卵磷脂的存在有著密切的關係。

　　卵磷脂究竟是一種什麼東西呢？其實它是一種很強的乳化劑，它能夠乳化膽固醇和脂肪顆粒，使其達到一定的細小程度並保持懸浮狀態，有利於脂類通過血管壁為組織所利用，使血液中的膽固醇量減少。雞蛋黃中含有的豐富的卵磷脂在腸內被酶消化以後，能夠釋放出一種叫做膽鹼的物質，這種物質由血液輸送到大腦，與腦組織中的醋酸結合轉化為乙醯膽鹼，從而提高大腦中乙醯膽鹼的濃度，乙醯膽鹼是能夠在神經細胞中傳遞資訊的一種化學物質，具有增進和改善人類記憶力的作用。

膽固醇的高低與吃雞蛋沒有直接關係，如果要降低膽固醇水準，重要的是減少飲食中的飽和脂肪含量，如肥肉、全脂乳製品、蛋糕、餅乾、油炸食品等。

煮雞蛋8分鐘最有營養

相信生活中的很多人不會煮雞蛋，或者說煮不好雞蛋，因為雞蛋煮的時間要是短了，就會出現蛋黃沒熟的現象，吃了可能不衛生；但是如果時間太長了，雞蛋就會煮「老」了，又會出現又脆又硬，口感不好的現象。很多人可能都會被「雞蛋該煮多長時間」的問題所困擾，這裡我來告訴您，其實煮8分鐘左右就可以了。

有人曾經做過幾次煮雞蛋的調查，發現如果是那種一斤秤七八個的雞蛋進行水煮的時候，冷水入鍋，從水開之後按錶，8分鐘之後關火，此時煮出來的雞蛋內容物剛剛凝固，口感和營養都處在最佳的狀態。

有很多人都很喜歡吃溏心的雞蛋，但要提醒您，雞蛋等禽蛋類很可能受到多種細菌感染，因此，吃溏心蛋可能存在著一定的食品安全問題。但是如果雞蛋煮得時間過長，則又會使蛋白質變性，進而影響吸收，所以煮雞蛋的時間要適當。

當然了，雞蛋的大小不同，煮的時間也會不同。如果是土雞蛋，大概煮六七分鐘就可以了，平時煮雞蛋的時候可以多留意一下，找到煮蛋需要的最佳時間。此外，煮蛋時要注意，水一定要完全浸沒過雞蛋，這樣才能將雞蛋充分煮熟。

雞蛋怎麼吃好，蛋黃剛熟營養最好

雞蛋最好不要單獨吃，應該和主食（碳水化合物）一起吃，這樣能夠

提高蛋白質的利用率。

有些人為了方便，早餐只吃一些雞蛋或是喝杯牛奶，這樣吃其實是不好，雞蛋中的蛋白質會被轉化成醣類，無法發揮蛋白質的功效。如果能夠與主食一同吃，體內醣類的量得以保障，雞蛋中的蛋白質就可以被保留下來，用以補充人體所需的蛋白質。

就目前來說，雞蛋的吃法已經數不勝數了：喝生雞蛋、啤酒中放個生雞蛋、開水沖雞蛋等都是不好的。雞蛋當中有一種叫做生物素的物質，對人體有害，吃後還可能會引起食物中毒，而這些雞蛋的食用方法都不能破壞生物素。

雞蛋的吃法很多，其中蒸蛋、水煮蛋、荷包蛋是其中較好的選擇，炒雞蛋也可以，但是要注意不要炒得太久，火也不要太大。煎雞蛋最好就不要吃了，因為溫度過高會使雞蛋中的蛋白質嚴重變性，不利於人體的消化吸收，並且還會產生有毒有害的化學物質。

一歲以內的幼兒適合吃蒸蛋，一兩歲以後可以嘗試著吃水煮蛋，三歲以後可以選擇炒雞蛋。但是炒雞蛋的含油量太高，所以老年人最好不要選擇煎雞蛋或是炒雞蛋。蒸蛋或炒雞蛋的時候，我們也可以根據個人口味的不同，在打好的蛋液裡加些韭菜、蝦米等，以增加營養提高風味。

你可能不知道

選購新鮮雞蛋有三招

夏天來了，久置的雞蛋是非常容易變質的，那麼如何選購新鮮雞蛋便成了人們最關心的問題。

選蛋三步驟：一看。鮮蛋的蛋殼上面通常會附著一層白霜，蛋殼顏色

鮮明，氣孔明顯，反之則是陳蛋。二搖。用手輕輕搖動雞蛋，沒有聲音的就是鮮蛋，有水聲就是陳蛋。三試。將雞蛋放入冷水當中，下沉的是鮮蛋，上浮的是陳蛋。

除此之外，還要注意蛋殼顏色是否均勻、蛋殼是否光滑。如果蛋殼顏色不均勻，或者是蛋殼比較粗糙，那麼就有可能是不健康的雞下的蛋，建議大家不要購買。

雞蛋營養價值都差不多

人們總是喜歡透過雞蛋殼的顏色來判斷雞蛋的好壞。其實，雞蛋營養價值的高低，主要是取決於飼料的營養價值以及雞的攝食情況，與蛋殼的顏色並沒有必然的關係。其實，蛋殼顏色的深淺與產蛋量有關，一般產蛋初期，蛋殼的顏色是最深的，之後會逐漸變淺；當然，透過選育也可以使蛋殼顏色的深淺發生變化，而很多商販宣稱的粉殼蛋才是真正「土雞蛋」的說法是沒有任何根據的。其實，用白殼蛋雞和褐殼蛋雞進行雜交，下出來的蛋就是粉殼的。營養價值其實與其他的雞蛋沒什麼差別。「土雞蛋」確實是粉殼的，但是粉殼的不一定就是「土雞蛋」。

蛋黃顏色深，維他命 A 含量多

現實生活中的人在購買雞蛋的時候，總是會認為蛋黃為金黃色或者是紅棕色的就是「土雞蛋」，營養價值比其他雞蛋高。其實，這樣的判斷標準是不對的。天然蛋黃的顏色就應該是金黃色，這是胡蘿蔔素或維他命 A 含量較高導致的，所以「紅心」雞蛋不都是「土雞蛋」，有的可能是添加色素導致的，比如：蘇丹紅，食用了這種添加了色素的雞蛋，對身體是百害而無一利的。

如果雞產蛋非常多或是冬天產蛋，那麼蛋黃就會相對比較淺，而有些商販為了能夠讓雞蛋變成「紅心」，冒充「土雞蛋」，經常會向飼料當中添加色素。所以，蛋黃顏色不能用於判斷是否為「土雞蛋」，更不能根據這點判斷其營養價值的高低。

其實，我們在選購雞蛋的時候，對蛋殼、蛋黃顏色沒有必要考慮得太多，只要雞蛋新鮮，衛生合格，營養價值其實都是差不了多少的。

了解雞蛋的保存期限

在歐洲的一些已開發國家，雞蛋的保存期限通常是 45 天，而且對於雞蛋在消毒、運輸以及銷售過程中的儲存環境有著嚴格的要求，必須要在 7 攝氏度以下。現在的盒裝雞蛋經過了很多處理，如：清洗、消毒等，所以要比散裝雞蛋儲存得久一些。

關於雞蛋存放前要不要清洗的問題

如果買的是散裝蛋，蛋殼特別的髒，那麼最好不要清洗，直接存放在冰箱裡就可以。因為雞蛋殼上面有許多氣孔，並且蛋殼的外層還有一層很薄的膜。在清洗的過程中，這層膜就被破壞掉了，細菌便更容易通過氣孔進入到雞蛋內，從而導致雞蛋變質。

那些盒裝的雞蛋就更不用清洗了，因為這些蛋在加工廠裡都是經過清洗、消毒的，已經能夠很好地保證雞蛋品質了。所以，如果條件允許的話，還是購買盒裝蛋更放心。盒裝雞蛋，存放就相對簡單了，我們可以連盒一起放入冰箱，也可以把雞蛋全部取出放到冰箱的蛋盒裡面。

千萬要注意

雞蛋最多存放半個月

　　水果蔬菜長時間放置就會爛掉，魚肉生鮮長時間放置就會變質變味，但是雞蛋卻好像從來沒有讓我們有這樣的顧慮。雞蛋的外層有薄薄的一層殼，彷彿就是銅牆鐵壁，可以把所有的細菌都阻攔在外面，但是事實上卻並非如此。

　　香港《明報》有這樣一則報導，有一家食品公司委託香港理工大學應用生物及化學科技學系抽驗市面上的 14 款雞蛋的總菌落數，樣本分別來自中國、德國、泰國、日本等，雞蛋都是購自超市或者是集貿市場。這些雞蛋中，泰國和德國的雞蛋菌落總數明顯超標，中國和日本的雞蛋菌落總數相對要少一些，但情況還是不容樂觀。

　　他們做了這樣一個實驗，在模擬火鍋環境中，將蛋液放置在 30 攝氏度的室溫環境中兩個小時，化驗結果：有 5 個樣本每克蛋液的含菌量都超過了 100 個，有潛在食物中毒的風險，而最高的一款則是泰國雞蛋，竟達到了 46,160 個。

　　化驗的同時還計算了蛋殼的菌落總數，結果 5 個樣本每克總菌量都超過了 100 萬，其中來自德國和泰國的樣本更是高達 150 萬，而來自日本及中國的樣本總菌量也超過了 30 萬，屬於警戒範圍。

　　其實，市場上售賣雞蛋一般都是在室溫條件下放置的，外殼細菌很有可能穿過蛋殼的氣孔進入蛋膜，最後滲入到蛋液內，存放的時間越久，蛋內的細菌就會越多。這樣的雞蛋很有可能會帶有李斯特菌、沙門氏菌、金黃色葡萄球菌等病原細菌，除了會導致腸胃炎外，也可能引發其他嚴重疾

病。所以，專家建議，大家在購買雞蛋之後，一定要清洗乾淨，並且儲存在冰箱裡，而且最好能夠在一週內食用完。

現實生活中，很多人把買來的雞蛋放幾個月，這樣不僅會帶來安全隱患，雞蛋的營養價值也會變低。在海外，越來越多的專家已經開始建議，雞蛋要和果蔬一樣，趁新鮮吃，所以越新鮮的雞蛋賣得越貴。當然，一週之內的新鮮雞蛋肯定是最好的，但是如果條件達不到，半個月之內的雞蛋也是可以食用的。

煮後的雞蛋最好不要用冷水泡

很多人煮雞蛋都有一個習慣，就是雞蛋煮熟之後立刻放到冷水中浸泡，這樣既可以降低雞蛋的溫度，又有利於剝掉雞蛋殼。其實這種做法是不對的。

雞蛋煮熟之後放到冷水中，的確能夠使雞蛋很快地降溫，雞蛋殼也會更容易剝掉。但為什麼說這樣做就不對了呢？這是因為，冷水中都存在著大量的細菌。雞蛋經過高溫後，蛋殼膜已經被破壞了，蛋殼上的通氣孔不會再對細菌有阻擋作用，這樣細菌就會極易侵入到蛋內，造成蛋內細菌數量超標。

正確的煮雞蛋的方法是：在煮的過程中，可以加入少量食鹽，因為食鹽既有殺菌解毒的作用，又能夠使得蛋殼膜和蛋清膜由於受熱後的收縮程度不同形成一定的空隙，使蛋殼比較容易剝落。

雞蛋最好是放入紙盒後再冷藏

在儲存雞蛋的時候，如果選擇使用保鮮膜的話，最好是包兩層；若是選擇使用密封袋，包一層就可以了，這樣就可以有效防止空氣進入。雖然

冰箱門的上面有專門儲存雞蛋的小格子，但是雞蛋最好不要直接放在那裡，應該先用紙盒裝好，再冷藏。

雞蛋忌生吃

有很多人覺得雞蛋營養豐富，生吃可以更直接地獲得營養元素，而且還認為生吃雞蛋具有降火滋補等功效。其實事實並不是如此，吃生雞蛋不僅難以吸收其中的養分，而且還會讓人體受到損害，可以說，吃生雞蛋是弊大於利的。

生雞蛋當中含有抗胰蛋白酶，會阻礙人體胃腸當中的蛋白酶與食物中蛋白質的接觸，影響到蛋白質的消化和吸收。與此同時，生雞蛋中還含有一種抗生物素蛋白，它對人體有毒害，是一種鹼性蛋白質。這種物質會遏止人體對生物素的吸收，這樣一來就非常有可能患上生物素缺乏症。雞蛋加熱、煮熟之後，這種抗生物素蛋白就會變性，不再影響人體對營養素的吸收。況且，生雞蛋有腥臭味，並不適合直接食用。

生雞蛋的蛋白質結構緊密，吃入後到達胃腸系統內，胃中的蛋白酶很難分解它，所以，即使生雞蛋中營養再全面，也是無法被人體所消化吸收的。而且，根據一項調查發現，大約 10% 的生雞蛋當中就可能帶有病原細菌、黴菌或寄生蟲卵，新鮮的雞蛋中細菌的數量也是很多的，有一些人喜歡用開水、啤酒等沖雞蛋喝，這樣的吃法很不衛生，雞蛋中的病菌、寄生蟲在這種加工過程中不能夠被殺死，食用之後非常容易引起腹痛腹瀉、寄生蟲病等。

吃雞蛋不宜多

在我們的日常生活當中，雞蛋是家庭常備的食品之一，由於雞蛋的營

養豐富、味道鮮美,更加受到了人們的喜愛。

那些體虛、大病初癒的患者以及產婦大量食用雞蛋,想透過這樣的方式來增強體質、滋補養生。可是,食用過多的雞蛋之後,發現效果並不是非常明顯,甚至還會出現一些副作用,比如腹部脹悶、頭暈目眩、四肢乏力,嚴重的人還有可能會出現昏迷,這種現象在醫學上被稱為「蛋白質中毒綜合症」。

體質虛弱的人、大病初癒的患者和產婦,由於各種原因,他們的腸胃消化機能是退化的,如果在這個時候吃大量的雞蛋,就會增加消化系統的負擔。而且,雞蛋吃得過多,體內蛋白質含量過高,將會在腸道當中造成異常分解,從而產生大量的氨,氨溶於血液之中對人體是非常有害的。人體內的那些沒有完全消化的蛋白質在腸道裡面便開始腐敗,產生羥、酚、吲哚等化學物質,對於人體的毒害也很大,這些都是蛋白質中毒的原因。

忌吃煮老的雞蛋

雞蛋煮得時間不能夠太長,如果煮的時間過長的話,蛋黃表面就會形成灰綠色的硫化亞鐵層,這種物質很難被人體吸收。況且,長時間加熱,蛋白質也將會老化,變硬變脆,影響食慾,也不利於吸收。

還要注意的是:雞蛋最好不要放糖煮,二者放在一起煮在高溫的環境中就會生成糖基離胺酸這種物質,它會破壞雞蛋中的那些對人體有益的胺基酸,而且其還具有凝血的作用,進入人體後很可能會有一定的危害。

鵪鶉蛋 —— 卵中佳品，動物人參

為什麼要吃

營養價值比較

1　鵪鶉蛋當中的卵磷脂含量要比雞蛋高，磷脂對大腦的發育有好處，所以正處於發育階段的孩子應多吃一些鵪鶉蛋；

2　鵪鶉蛋當中的維他命 B2 含量較高，是雞蛋黃的兩倍，而維他命 B2 是生化活動的輔助酶，有利於促進生長發育，因此，正在長身體的幼兒非常適合吃鵪鶉蛋；

3　鵪鶉蛋當中的維他命 A 含量不如雞蛋高，雞蛋黃中含有的維他命 A 是鵪鶉蛋的很多倍，用眼過度的人可以選擇多吃雞蛋，維他命 A 對視力有利；

4　鵪鶉蛋當中的膽固醇含量較多，所以不適合老年人吃；

5　在必需胺基酸含量的比較上，鵪鶉蛋中的離胺酸含量要比雞蛋高；而白胺酸、異白胺酸、蛋胺酸、苯丙胺酸、蘇胺酸等在雞蛋中的含量要比鵪鶉蛋中的高。

鵪鶉蛋是腦力勞動者的最佳補養品

現如今，很多人對鵪鶉蛋格外偏愛，鵪鶉蛋較雞蛋更容易入味，因此，很多人都非常愛吃。與雞蛋相比，鵪鶉蛋中的蛋白質、脂肪含量雖然與雞蛋相差不多，但是它所含有的卵磷脂和腦磷脂卻要比雞蛋高出很多，這兩種物質都是維護神經系統必不可少的營養，經常吃鵪鶉蛋可以健腦。

另外，鵪鶉蛋中的核黃素含量也很高，對於整天對著電腦的辦公一族，可以有效防治眼睛疲勞。由於鵪鶉蛋中的營養分子較小，所以也要比雞蛋更容易吸收與利用。再加上它的蛋黃所占比例較大，膽固醇含量也

比較高。

之所以說鵪鶉蛋有補腦的作用，除了因為它含有較多的卵磷脂外，還由於它含有較高的維他命 D，這是其他禽蛋類比不上的。據研究：維他命 D 水準較高的人，大腦的記憶力會比其他人好一些。而且，處理資訊的能力也會高一些。

到底怎麼吃

1 任何蛋的蛋黃都要比蛋白營養成分多一些，蛋白裡面的主要成分是蛋白質和水分，而蛋黃裡面的主要成分是維他命 A、卵磷脂、礦物質等，相對來說，營養是比較全面的。

其實，衡量蛋的營養價值主要是看蛋黃和蛋清（白）的比例，通常來說，蛋黃的營養價值要更高一些，因此，蛋黃比例多一些的蛋，其營養價值要高一點。

2 不論鵪鶉蛋還是雞蛋，最好是蒸著吃或煮著吃，消化吸收率基本可以達到 100%，嬰幼兒吃蛋黃最好是研碎後用水調和了再吃，這樣更有利於吸收；

3 一般來說，3 顆鵪鶉蛋的營養含量相當於 1 顆雞蛋；

4 雖然鵪鶉蛋的營養價值高於雞蛋，但是也不能夠替代雞蛋。

糖醋小炸彈

材料：鵪鶉蛋、乾澱粉、油、番茄醬、醋、醬油、糖、雞精。

做法：

1 鵪鶉蛋的煮製：要在冷水鍋中煮至蛋熟，熟了後再放入冷水中進行冷卻，這樣做的好處是蛋殼易剝落，剝出來的蛋也比較完整。

2 放進乾澱粉當中滾一滾。

3　鍋裡放入適量的油，當油溫達到七八分熱度時放入鵪鶉蛋進行炸製，當炸成金黃色的時候撈出來備用。注意：油溫不能過高，炸製的時間也不能太長，否則的話，蛋會爆裂開，影響外觀和口感。

4　取一個碗，放入番茄醬、醋、醬油、糖、雞精，然後攪拌均勻。

5　在鍋內放入適量的油，待油溫微熱之後，加入糖醋汁稍微翻炒一下，再將炸好的鵪鶉蛋放入鍋中，調成小火進行翻炒，等到湯汁都均勻地分布在鵪鶉蛋上就可以關火出鍋了。

紅燒肉鵪鶉蛋

材料：五花肉、鵪鶉蛋。

做法：

1　先將五花肉切成塊放入冷水中，然後再用水開余燙 2 分鐘，撈起之後將其沖洗乾淨；炒鍋裡放入適量的油燒至七分熱，將蔥段薑片放入鍋中，炒出香味，再放入五花肉進行煸炒，3 分鐘即可。

2　倒入料酒（有去腥的作用），加入淡醬油翻炒勻，之後再加入適量的清水沒過肉表面，加適量鹽和一小勺糖，燒開後轉小火慢燉 30 分鐘。

3　然後加入去殼的鵪鶉蛋，煮沸，煮沸後繼續蓋上鍋蓋小火慢燉 20 分鐘左右，讓鵪鶉蛋慢慢吸收肉汁，最後再撒入一些蔥花即可。

枸杞醪糟釀蛋

材料：銀耳、枸杞、鵪鶉蛋、醪糟、蓮子。

調味料：冰糖、蜂蜜。

做法：

1　先將銀耳用溫水泡發，然後撕成小塊。再把枸杞洗乾淨，蓮子要提前泡軟。

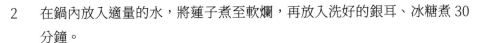

2 在鍋內放入適量的水,將蓮子煮至軟爛,再放入洗好的銀耳、冰糖煮30
 分鐘。

3 將醪糟放入鍋中,待煮沸之後,放入打散的鵪鶉蛋液,最後放入枸杞,
 等到晾涼的時候再放入蜂蜜即可。

虎皮蛋素雞

材料:鵪鶉蛋、素雞。

做法:

素雞洗乾淨,一般素雞用油炸的話,就要切橫刀,而在炒的時候可以
切斜刀。

將適量油倒入鍋中,待油燒開後,倒入鵪鶉蛋炸3～4分鐘,至顏色
金黃就可以撈出來,然後繼續倒入素雞炸幾分鐘撈出來便可。

鍋中加入少許的底油,將已經炸好的素雞和鵪鶉蛋放入鍋中,再倒入
醬油翻炒數下。之後加入適量的水,再加適量的鹽,最後加入少許糖,蓋
上鍋蓋燒開,然後轉小火燒,煮製幾分鐘之後,再加點雞精大火燒汁。盡
量多留點汁,汁多比較好吃。

玉兔五彩絲

材料:豬里肌肉半斤左右,鵪鶉蛋若干、紅椒、青椒、黃椒各適量,
香菇或黑木耳適量,紅蘿蔔適量,油菜葉若干,料酒適量,薑汁適量,鹽
少許,蛋清1個,澱粉適量,水澱粉少許,高湯或清水適量。

做法:

鵪鶉蛋煮熟,剝去皮,用小刀雕刻成為統一的小兔形狀,把紅椒切成
細丁,點綴在小兔上當作眼睛。

　　豬里肌肉清洗乾淨，切成一指長的肉絲，然後將其放在容器中，加入適量的鹽，蛋清，適量澱粉，攪拌均勻後上漿備用。

　　紅椒、青椒、黃椒、黑木耳、紅蘿蔔都切成細絲，也可以切得略微細於肉絲，這樣看起來才會更加的美觀。

　　將洗淨的油菜葉切成菱形，並用開水氽燙，然後均勻整齊地擺在盤子中。

　　取出一個小碗，放入適量高湯，沒有高湯也可以用清水代替，之後再加入適量的料酒、薑汁、鹽、澱粉，混合調成芡汁備用。

　　炒鍋中倒入油，當油溫燒至 4 分熱時，放入處理好的肉絲，將肉絲炒至七八分熟，再加入木耳絲、紅椒絲、甜椒絲、黃椒絲、紅蘿蔔絲一同翻炒，翻炒數下之後倒入調好的芡汁，再繼續翻炒，再倒入一些香油，就可以盛盤了，最後再把切好的鵪鶉蛋擺在每片油菜葉上即可。

花椰菜鵪鶉蛋湯

　　材料：香菇若干朵、干貝適量、火腿適量、花椰菜適量、小番茄若干、鵪鶉蛋若干。

　　做法：

　　準備階段：將花椰菜切小朵，然後在鍋裡放入適量的水，將水燒開，再加少許的鹽和油，將花椰菜放入鍋中氽燙 1 分鐘左右撈起待用。鵪鶉蛋煮熟剝殼備用。

　　熬製高湯：把香菇、干貝用熱水泡開、洗淨，把火腿切成片，將其一同放入鍋中，加適量的水用中火煮 20 分鐘左右。取一個碗先將香菇、干貝、火腿片撈起，整齊地鋪在碗底。

菜品的煮製：熬好的湯水裡放入鵪鶉蛋、花椰菜，加適量的鹽，待其燒開，起鍋。

擺盤：將花椰菜和鵪鶉蛋擺在香菇、干貝、火腿的上面，小番茄切成十字刀的小花樣式，和花椰菜擺放在一起即可。

你可能不知道

鵪鶉蛋的膽固醇並不高

一項研究資料顯示，每 100 克鵪鶉蛋含膽固醇 515 毫克，而雞蛋則為 585 毫克，很顯然，鵪鶉蛋的膽固醇含量要比雞蛋低一些。很多人都怕膽固醇的問題，可能會丟棄蛋黃，其實，蛋黃中不僅膽固醇的含量較高，而且卵磷脂的含量也較為豐富，卵磷脂能將膽固醇和脂肪乳化，乳化為極細的顆粒，這些顆粒能夠通過血管壁直接提供給組織利用，所以，在食用蛋黃之後一般不會增加血液當中的膽固醇濃度。

在烹飪方法上，不管是鵪鶉蛋還是雞蛋，蒸或煮的方式吃最好，不僅易於消化吸收，而且還不用顧忌不會烹飪。

鵪鶉蛋更適合女性

鵪鶉蛋味甘，性平；有補血益氣、強身健腦、美容的功效；對於那些貧血、月經不調的女性來說也能發揮調養的作用。

煮熟（和雞蛋煮法一樣，小火八分鐘左右，煮之前在水裡面加一點鹽）；還可以直接吃；拌沙拉吃；

和其他材料一起煮湯；

治貧血、大病初癒：鵪鶉蛋若干、桂圓十幾個、薏仁少許、紅棗若

干、紅糖適量。將鵪鶉蛋煮熟之後剝皮，再將桂圓、薏仁、紅棗放入鍋中熬粥。待粥熬好之後，再放入鵪鶉蛋和紅糖，即可食用。可每天服用，數月之後便可見效。

慢性胃炎：鵪鶉蛋若干，打入 250 克的牛奶當中，攪拌均勻，再用小火煮沸，早晚各吃 1 次，長期服用能收到很好的效果。

皮蛋 —— 中和胃酸，止瀉降壓

為什麼要吃

我們可以把皮蛋稱作松花蛋、變蛋，咬上一口就會讓你飄飄欲仙，爽滑香嫩，色香味都有特別之處。它是一種傳統的風味蛋製品，被廣大民眾所青睞。皮蛋在特殊處理之後，會有一種奇特的香味，色澤黑中透亮，還會有白色花紋浮現在蛋上。

如今，皮蛋和鹹鴨蛋一併成為最受廣大民眾青睞的蛋類食品，而且在端午節的飯桌上也出現了它們的身影。每逢端午節到來，吃粽子是民間習俗，而這兩顆蛋也已經成為了親朋好友間禮尚往來的最佳選擇。

此外，皮蛋還具有一定的治療作用。某食療書中有記載，皮蛋可瀉熱、治熱性拉肚子、去大腸火。經中醫研究證明，皮蛋屬於涼性食物，不僅可以醫治眼疼、牙痛，還可以防治耳鳴眩暈，降低血壓。

人們一直食用的皮蛋在製作過程中，差不多都加入了含有一氧化鉛的物質 —— 密陀僧，所以人們對皮蛋是又愛又怕。可是現在，市面上已經出現了無鉛皮蛋，這是新開發出來的，喜愛皮蛋的人們可以放心食用了。

皮蛋與鴨蛋相比，不僅裡面的礦物質高，脂肪也少。它不僅可以增強

消化器官的功能，增進食慾，增強人體消化吸收的能力，降低人體血壓，還可以養肺止血、止瀉。此外，皮蛋還能有益於人體的血管，增強智力。除此之外，它既可以潤喉、醒酒，還可用於治療瀉痢。一般用於涼拌，注意要加些醋，因為這樣可以清熱消炎、養心養神、強健身體；還可以治療牙周病、口瘡等。

到底怎麼吃

由於皮蛋是用茶葉、石灰泥包裹鴨蛋製成的，因此就會讓大量的兒茶素、單寧和氫氧化鈉侵入到皮蛋的蛋白質當中，造成蛋白質難以分解，並且產生氨氣。所以，皮蛋往往會有一股鹹澀味。

我們在吃皮蛋的時候，一定要配薑醋汁，這樣不僅可以有效利用薑辣素和醋酸來中和鹹性，除掉鹹澀味，還能夠利用薑醋汁當中含有的揮發油和醋酸，破壞皮蛋在製作過程中所使用的有毒物質，以及皮蛋的蛋白質在分解過程中所產生的對人體非常有害的硫化氫、氨氣等。因此，我們吃皮蛋的時候，一定要配薑醋汁。

你可能不知道

相傳在明代泰昌年間，有一家小茶館，進進出出的客人十分之多，這都是店家經營有方。店中人手很少，所以應酬客人後，經常將手中沖泡過的茶葉隨便潑灑在了爐灰中。在茶館中有一兩隻母鴨子，牠們經常把蛋產在爐灰中。

一天，店家在爐子下發現了很多鴨蛋，原來那是他撿鴨蛋時疏忽掉的。起初他認為不能吃了。沒想到打開後，竟聞到一股特殊的香味，顏色黝黑透明；咬了一口，鮮滑爽口，這就是最原始的皮蛋。

從那以後，人們對皮蛋不斷地進行改良，完善製作工藝。

不過，還有一種傳說：大約在 200 多年以前，有一戶非常有錢的人家，兒子為年邁的母親造一口棺材以備以後使用。但是很長時間過去了，棺材還是沒有用上，兒子就讓人在裡面撒上石灰、草木灰以防潮，棺蓋也沒有完全蓋上。

又過了一年，母親病逝，可就在把屍體移到棺材中時，竟然看見很多雞蛋在棺內的草木灰中。起初兒子很氣憤，將雞蛋丟到了地上，但是蛋殼破裂後裡面深褐色透明的球體吸引了大家的注意力。膽大的人拿起來咬了一口，發現味道鮮美，當時圍觀的人都爭先品嘗，果真如此。後來，有人效仿，也將鮮雞蛋置入石灰、草木灰當中，居然也做出了同樣的雞蛋。從此之後，鄰里之間互相效仿，當時稱之為「變色蛋」。

茶葉蛋 —— 提神醒腦，消除疲勞

為什麼要吃

一直以來茶葉蛋都是傳統食物之一，它既可以當作餐點，也可以在閒暇時當成零食來食用，具備著實用和生活趣味兩大特點。但是現今有一種說法：茶葉與雞蛋是相克的，吃茶葉蛋會影響人體的健康。

說它相克的「理由」：刺激腸胃，而且不利吸收。

有人說吃茶葉蛋會影響健康，理由是這樣的：茶葉當中含有生物鹼成分，在煮的時候會滲透到雞蛋當中，會與雞蛋當中的鐵元素結合；這種結合體對胃腸有很大的刺激性，時間長了，就會影響營養物質的吸收和利用，非常不利於身體健康。

專家說：這種說法其實就是對營養學了解得不全面的表現。

茶葉中含有的單寧類物質，的確會和鐵等多種礦物質結合，妨礙某些微量元素的吸收，而且它還會與蛋白質結合，進而降低蛋白質的利用率。可是，煮茶葉蛋並不會造成雞蛋當中鐵的浪費。其實雞蛋本來就不是用來補鐵的，雞蛋黃中的高磷蛋白會妨礙鐵的吸收，補鐵要用肉類才行，雞蛋當中的鐵的吸收率很低，只有 3%。所以，雞蛋中的鐵沒被吸收與茶葉沒有關係。

到底怎麼吃

現今，都市的人們根本沒有時間去顧及自己的早餐，也由於煎雞蛋、炒雞蛋等烹飪方法，使雞蛋當中的油脂含量過多，因而茶葉蛋成了大家應付早餐的首選。

專家認為，茶葉當中含有咖啡因，具有提神醒腦的功效，對腦血管的單寧酸有益，還對口腔牙齒的氟化物有益，而雞蛋當中又含有蛋白質、胺基酸、微量元素等，所以，二者結合起來的茶葉蛋對人的身體就更加有益。

茶葉蛋雖然小，煮的時候火候、配料、吃法等都有著很多的講究，不注意的話，就會破壞掉雞蛋內的營養成分。

專家解釋道，一般綠茶煮出來的茶葉蛋略微帶有苦味，茶鹼與雞蛋中的鐵元素結合，就會對胃產生一定的刺激，這對於感冒發熱和患有腸胃疾病的人來說是非常不利的。

而用紅茶煮出來的雞蛋色澤鮮豔，而且不會有苦澀味，香味也更濃郁些，所以，做茶葉蛋選擇茶原料的時候最好使用紅茶。

除此之外茶葉蛋不宜長期蒸煮，否則的話就會使雞蛋的蛋白質變性變質，吃起來口感不好，又脆又硬。

吃早餐的時候，我們要搭配清淡一些的食物和湯類，人體的腸胃消化吸收起來也會更加有效，所以茶葉蛋、麵食、小米粥這樣的早餐搭配方式，就成了大家的不二選擇。

需要大家注意的是，夜市煮的茶葉蛋衛生條件比較差，煮雞蛋的湯大都是反覆使用的，不僅會被細菌汙染，反覆煮沸的「千滾水」當中還含有對人體有毒有害的物質，所以，想吃茶葉蛋，最好是自己在家中做，這樣既衛生，又可以根據個人口味的不同搭配佐料。

鹹鴨蛋 —— 營養豐富，老少皆宜

為什麼要吃

鹹鴨蛋是新鮮鴨蛋醃製而成，鹹香軟嫩，風味獨特。相比新鮮鴨蛋，人們更願選擇吃鹹鴨蛋，原因是鮮鴨蛋腥味較重，而用鹽水醃製後，能達到去腥的效果。鹹鴨蛋營養豐富，富含蛋白質、磷脂、維他命 A、維他命 B1、維他命 B2，尤其是鈣和鐵等礦物質含量比新鮮鴨蛋要高，對骨骼發育有益，還能預防貧血。

到底怎麼吃

袁枚《隨園食單》記載：「醃蛋以高郵為佳，顏色紅而油多。高文瑞公最喜食之。席間先夾取以敬客。放盤中，總宜切開帶殼，黃、白兼用；不可存黃去白，使味不全，油亦走散。」這是說鹹鴨蛋醃製好後，直接煮熟，帶殼縱向切開兩半即可食用，蛋清和蛋黃可一同食用，風味相伴。

你可能不知道

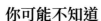 醃製方法

鹹鴨蛋的常見醃製方法主要有兩種：浸泡法和裹泥法。

浸泡法：

材料：鮮鴨蛋、花椒、八角、茴香、桂皮、鹽。

做法：

把鴨蛋洗乾淨後再晾乾。

將花椒等調味料加水放入鍋中煮，根據鴨蛋和水的多少放適量鹽，水開後晾涼。

將煮好的湯汁倒入罈子裡，輕輕放入鴨蛋，封起來。

醃製 30 天左右即可開罈取出，醃製太久則過鹹。食用時應煮熟。

裹泥法：

材料：鮮鴨蛋、黃泥、鹽、料酒、五香粉。

做法：

將鴨蛋洗淨，晾乾。

黃泥加水調成糊狀。

將五香粉加鹽混合。

先將鴨蛋裹一層黃泥，再沾酒在五香粉和鹽裡滾一下，裝入塑膠袋。

將袋子綁緊，密封放置 30 天左右即可。食用時應煮熟。

鹹蛋黃為什麼會出油？

　　鴨蛋中的脂肪絕大部分存在蛋黃裡。正常狀態下，蛋黃內的脂肪和蛋白質、礦物質等物質混合在一起，無論生蛋或熟蛋，都看不出蛋黃裡有油。但是在研製過程中，蛋白質變性，蛋內的水分向外滲出，脂肪被迫與其他物質分離，濃縮聚集在一起就成了蛋油。鹹鴨蛋煮熟後，蛋黃內的蛋白質凝固，而分離出來的油脂就很容易看到了。鹹鴨蛋出油是醃好的象徵。

鹹蛋拌豆腐

　　材料：豆腐、鹹鴨蛋、蔥花、香油、鹽、味精。

　　做法：

　　把豆腐切成小方塊，用開水燙一下。

　　將燙過的豆腐塊過涼水，撈出，瀝乾裝盤。

　　將鹹鴨蛋剝殼，蛋清切丁。

　　蛋黃放碗中，加少許鹽、味精、水，調成蛋泥。

　　將蛋清丁撒到豆腐上略拌，然後澆上蛋黃泥，倒入少許香油，拌勻即可。

第四章
肉類食物這樣吃，養生之道才正確

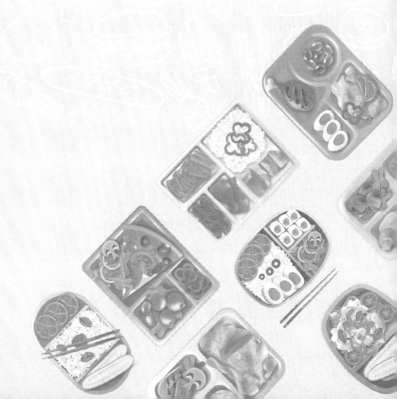

豬肉 —— 滋陰潤燥

為什麼要吃

豬血簡介

豬血又叫做液體肉，可以製成血豆腐。味甘、苦，性溫，具有清腸解毒、補鐵美容的功效。豬血當中富含維他命 B2、維他命 C、蛋白質、菸鹼酸等營養成分，還含有鐵、磷、鈣等礦物質。

豬血當中的血漿蛋白進入人體後，會被胃產生的胃酸分解，進而產生一種解毒、清腸的分解物，這種物質能夠與那些侵入人體內的粉塵、有毒有害的金屬微粒發生化學反應，從而達到排出體內毒素的目的。對於那些長期接觸有毒有害粉塵的人，特別是在工地工作或是在棉紡廠工作的人，應該多吃一些豬血。而且，豬血中還富含鐵，對於那些由於患有缺鐵性貧血而出現面色蒼白的人，有一定的益處，更是排毒養顏的最佳選擇。

豬血也是比較理想的補血產品。在市場上，隨處可見出售豬血的地方，豬血應以色正新鮮、血內不能夾雜豬毛和雜質、質地柔軟、非病豬的血為最佳。

營養價值

豬血當中的鐵含量是比較高的，而且是以血紅素鐵的形式存在，極易被人體吸收利用，對於孕婦和正處在生長發育階段的兒童來說，多食用一些豬血來補血是很有必要的，哺乳期的婦女，也應該多吃一些配有動物血進行烹調的菜餚，從而可以有效地防治缺鐵性貧血，並且還能夠很好地預防中老年人易患的冠心病、動脈硬化等；

豬血當中含有的鈷是防止人體內惡性腫瘤生長的重要微量元素，而這在其他食品當中是很難獲得的。

豬血當中還含有維他命 K，它有促進血液凝固的作用，因而可以防止血流不止。

豬血當中還含有多種微量元素，所以對於營養不良、腎臟疾病、心血管疾病患者的病後調養都是大有益處的，還可以用來治療頭暈目眩、崩漏血暈、損傷出血以及驚厥癲癇等病症。

適用族群

豬血的適用族群比較廣泛，一般人均可食用。

對於那些從事粉塵、紡織、環境衛生、挖掘等工作的人可常吃豬血，老人、婦女、患有缺鐵性貧血的人、腸道寄生蟲病者、血虛頭風眩暈者也應多食用豬血。

高膽固醇血症、肝病、高血壓、冠心病患者應該少吃；凡是發病期間更應該忌食；患有上消化道出血症狀的患者也應該忌食。

需要特別提醒大家的是，豬血不宜與黃豆一起吃，不然會引起消化不良；也不要與海帶一起吃，可能會導致便祕。

到底怎麼吃

頭尾部分

1　豬頭：最常見的吃法有：滷豬頭肉、扒豬臉等。
2　豬尾巴：常見的也是滷製的做法。

其實，日常生活中頭尾的做法通常就那幾種：醬製、紅燒、煮製等。

第四章　肉類食物這樣吃，養生之道才正確

前腿部分

1　上腦：在背部靠近頸的位置，肉質鮮嫩，瘦裡夾肥，很適合炸、溜、燉、燜或者糖醋。

2　胛心肉：在前槽、頸和前蹄膀的中間位置，這部分肉有老筋，有很強的吸水性，非常適合做餡料、肉丸子等。

　　小排骨也屬於胛心肉，小排骨可以做成「糖醋排骨」、「椒鹽排骨」等美味菜餚，也可以做成排骨湯；而大排骨，則多是燒烤、紅燒、油炸等做法；小排骨的下面通常有一長條瘦肉，叫做「梅子肉」，適和做餡料或是肉丸子等。

3　前蹄膀：這部分肉皮厚筋多，膠質含量多，適合紅燒、清燉等做法，比如紅燒豬腳等。

4　頸肉：就是我們通常說的「血脖」、「槽頭肉」，這部分肉質又老又差，且肥瘦不分，多用於做成餡料。

5　前蹄：其實就是豬蹄，豬蹄只有皮、筋、骨，並沒有肉，只有削去蹄殼才能進行烹製食用。豬蹄的普通做法是：紅燒、醬製、煮湯或是做成凍等。前蹄的蹄筋沒有蹄的好。

方肉部位

1　脊背：我們常吃的里肌就是屬於脊背，當然，它還包括外脊、大排骨。大排骨筋少肉嫩，適用於炸、煎、烤等烹飪方式。外脊也就是我們常說的「通脊」、「硬脊」、「扁擔肉」，這些都是比較嫩的部位，適用於炸、爆、炒等烹調方式。里肌肉的質地細嫩，適合爆、溜、炸、炒等烹調方式，比如我們常吃的糖醋里肌。

2　五花肋條：肥瘦肉有規則地間隔排列，呈現出五花三層，適用於煮製、紅燒、粉蒸、燉、燜等，比如紅燒肉。

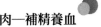

3　奶脯：在方肉下面豬腹的位置。這部分肉品質較差，皮通常用來做豬皮凍，肉用來煉油（豬油）。

後腿部位

1　臀尖：也就是豬臀的上部位置，這部分都是瘦肉，而且肉質細嫩，可以用來代替里肌肉，適用於爆、溜、炸、炒等烹調方式，炒菜時所選擇的豬肉通常選的就是這個部位。

2　坐臀：後臀上方緊貼著肉皮的一塊長方形的肉，這部分肉質較老，肉絲較長，適用於煮、醬、炒等烹調方式。

3　後腿肉：通常稱作「彈子肉」，前部分的瘦肉肉質較嫩，可以用來代替里肌肉，多用於炒、炸、爆等烹調方式。

4　後蹄膀：這部分的肉質堅實，可以選擇紅燒、清燉等烹調方式。

5　後蹄：蹄需要削去蹄殼，多用於醬、煮或製凍。

雞肉 ── 補精養血

為什麼要吃

　　中醫認為，補虛是雞的最重要的藥用功效，我們通常所見的由於體虛而導致的頭暈、體乏或是由於腎精不足引起的頻尿、耳聾、精少精冷，都可以透過常吃雞肉來進行調養。

　　實際上古代人坐月子最常食用的食物也是雞。這也是很容易理解的，因為沒有任何事情要比生兒育女更耗費元氣了。

　　就連《本草綱目》上也有相似的烹調記載：「新產婦以一隻治淨，和五味炒香，投二升酒中，封一宿取飲，令人肥白。又和烏油麻二升熬香末之，入酒中極效。」由此我們就可以得知雞的補益作用，絕對不是其他補

品可以取代的。

那麼，雞的補益作用展現在哪些方面呢？最主要的就是在補肝血這部分。中醫認為，女人在生產的時候，會流出很多血，肝是藏血的器官，這個時候燉點雞湯，就可以補肝血。

另外，雞肉性溫和，冬季時可作溫補之品來食用。《黃帝內經》中認為雞還有辛性。雞一般在凌晨五點鐘左右打鳴，正好是寅時，屬少陽之氣，說明雞為少陽之體，也就是說雞具有一定的辛溫補陽的功效。由於雞肉的種種治病防病的功效，可以作為老年人、體質虛弱的人、大病初癒者、產後虧損者的補品，還可以療虛祛寒、補血養氣，適用於那些胃寒較重，虛不受補的人食用。

市場上賣的雞的種類繁多，比如像家養的黃雞、烏骨雞、土雞等，那麼到底哪種雞的營養功效最強呢？

不同的雞，其補益效果是不同的。黃雞色黃偏於入脾，烏骨雞色黑又偏於入腎。一般來說，氣血不足，體質虛弱者，或是婦女產後，氣血大虧，導致氣力不足，需要多補益身體，然後再多產一些乳汁，那首選就應該是黃雞來補；另外還有一些女孩子，由於腎陽虛，出現了痛經或是量少等一系列宮寒症狀的，就要選擇用烏骨雞來補。

中藥當中的烏雞白鳳丸就是專門治療「宮寒」的，但是，需要提醒大家注意的是，在大家選擇雞肉進行補養時，要注意雌雄兩性的補益作用的區別。雄雞的雞肉屬於陽性，溫補作用比較強，適合於那些陽虛氣弱的患者食用；而雌雞則屬陰性，比較適合產婦、老年人、體質虛弱者以及久病虛弱的人食用。

到底怎麼吃

雞酪湯的做法

材料：10 個雞蛋清、二兩雞胸肉、雞湯、豌豆苗適量、萵筍葉（如果沒有可用的萵筍葉，可以用生菜代替）若干。

做法：

1　將十個蛋清放在碗中，多拿幾根筷子用力地攪拌，直到蛋清全部打成泡沫狀，黏稠度很高的狀態為止。

2　雞胸肉可以先用刀背剁成茸，再切成碎末狀，越碎越好。

3　將雞湯放在鍋中燒開，將處理好的雞肉放入鍋中攪散，使雞湯更濃郁。

4　把打好的蛋清倒進湯裡攪，蛋清變成白白的豆花狀就立即關火。

5　在湯碗當中墊青，也就是把生的豌豆苗、萵筍葉或者是生菜洗淨之後放入碗中，把沸騰的湯倒入，將菜葉燙熟，雞酪湯也就做好了。

湯做好之後可謂是色、香、味俱全，清湯配上綠色的豆苗、白色的蛋清非常能引起人的食慾，鮮而不膩。

雞酪湯以「清鮮」二字贏得大眾青睞。加入的青菜用豌豆苗最好，因為豌豆苗有其特有的清香味再配上雞湯可謂是完美至極。注意：千萬不要用味道濃厚的菜，比如蘿蔔、蕨菜等，會掩蓋了湯原本的味道。

雞酪湯的別具一格在於：吃雞不見雞。因為雞肉都已經化在了湯裡，這樣一來更加利於消化和吸收，對腸胃的負擔較小，況且，味道鮮美，營養價值高。很適合老年人和胃腸消化功能弱的人食用。

烹調雞肉，在於「潤」

中國古代養生講究的是烹飪方法要和食物的性味相適應。雞是屬性溫

的陸地家禽，而溫屬於火性，火性之物主發散，發散之物不能用作燒烤的食物，會發散其中的補益功效，這樣吃就違逆了食物的本來性質，所以選擇雞肉的烹飪方法時，還是煲湯或直接燉比較好。

很多人在吃完雞肉之後，出現上火的現象，和食用羊肉之後產生的上火症狀並不是完全一樣的，吃完雞肉後，很多人都會出現諸如痤瘡、眩暈、牙痛等上火症狀。

那如何才能充分地利用雞肉中的養分為我們補血補氣而又不至「上火」呢？這就要看我們對雞肉的了解是否透徹以及如何食用雞肉了。

對於雞肉這樣容易升陽動風的食物，我們不可以直接用具有寒涼性質的食材來與它搭配，試圖制約它的溫性，畢竟大家看中的還是雞肉當中所具有的溫補性質，涼雖然可以發揮一定的制約「升陽動風」的作用，但是雞肉的溫補效果自然也會隨之下降。

之所以會出現「升陽動風」這種情況，主要是由於雞肉本身潤性不足，不能抑制自身的溫熱性質。

對於雞肉這種性溫的食物，我們可以選擇油炸的方式來進行烹飪，油炸之後的雞肉中會含有具有平和滋潤性質的油，提高了雞肉的潤性，從而降低了「升陽動風」發生的機率。炸好的雞肉還可以依個人喜好加工成其他美味佳餚。

其實，這種料理的方法與中醫炮製法當中的「潤」法相類似，其中的不同點是：中醫的潤法通常用的是水，而我們這裡面使用的則是潤性更強的食用油。

1　在雞肉進行烹調的時候，盡量不要加入辣椒，因為辣椒會增強雞肉的溫熱屬性，進而造成「升陽動風」的弊端，雖然，風味可能會稍差一些，

但是和健康相比，口味上的不足顯然不是很重要了。

2　雞和酒都屬於「升陽動風」之物，最好不要同時食用，這樣會加重「升陽動風」的作用，更容易導致上火。

3　我們可以在烹製過程中加入配料，例如：適當地加入一些糖，白糖除了能夠提鮮和上色，中醫認為它具有很好的緩和作用，可以減輕「升陽動風」的程度。

4　我們沒有必要擔心油炸後的雞肉對身體會產生什麼不良影響，要明白，即使是饅頭和大米裡的澱粉也可以透過轉化變成脂肪儲存在身體裡，因此，使用這一點植物油，並不會對人的身體造成什麼傷害。

除此之外，我們通常所說的雞有辛溫、補益之性，是基於過去散養的雞而言，這些雞白天時會不停地走動、覓食、追逐，正是因為它們不停地活動，才具有了陽性、溫性。

而現如今在養雞場養出來的雞，從出生到被宰殺，一直都是被圈在雞籠當中，根本就沒有出去過，而且還要餵給它們一些人工飼料，所以也就妄談補養的方法了。因此，要想給體虛的病人進行補養，要選擇那些放養的雞 —— 我們通常說的「土雞」最好。

你可能不知道

人們為什麼對雞情有獨鍾？

在十二生肖當中，屬禽類的只有一種，那就是雞，因此我們說自古人們對雞就是情有獨鍾。那麼，人們為什麼如此喜歡雞呢？

其中一個原因就是因為雞具有報時的功能，在《三字經》當中有這樣一句話：「犬守夜，雞司晨。」司晨其實就是報曉的意思，可以說相當於我們現有的鬧鐘，雞叫了，意思是人們該起床工作了。

第四章　肉類食物這樣吃，養生之道才正確

在古時候的皇宮當中，是不允許養雞的，因此，還特別設置一種官位，官員的名稱叫「雞人」，「雞人」代替雞進行報時，漸漸地演變成了半夜在街上喊「天乾物燥，小心火燭」的更夫。

當然了，雞受到人們的喜愛的另一個重要原因便在於它的食用價值。民間有句「無雞不成宴」，大家都應該聽說過，可見雞在民間的宴席上的地位有多重要。比如大家比較熟悉的：手扒雞、燒雞、炸雞、燉雞、叫化雞、荷葉雞等等。甚至生病的時候都要喝雞湯。大街小巷也經常可以看到很多和雞有關的小吃，比如：炸雞柳、烤雞脖等等。

我們再來看一看飲食習慣排序裡面，只有說雞鴨魚肉的，沒有說肉魚雞鴨的，我們也能夠從這當中看出雞在膳食中的地位，正如清代美食家大詩人袁枚所說的那樣：「雞功最巨，諸菜賴之」。只要是中餐廚師，如果沒有雞作為烹飪的材料，那麼簡直就是沒辦法做菜了。

華人對雞的依賴還表現在藥用上，提起烏雞白鳳丸相信不會有人不知道吧，尤其對於女性朋友來說，在遇到白帶增多、月經不調、長斑、體弱多病等症狀時都會選擇吃烏雞白鳳丸。

老年人喝雞酪湯最能養身。

眾所周知，不管是雞肉還是蛋清，都是大補的食物。雞肉有補虛、養胃、養陽的作用。而蛋清有補氣、潤肺、清虛火的功效。雞肉性溫，而雞蛋性涼，因而把兩者結合在一起，更是一道十分平和的補品，不膩不燥，極養脾胃，又能夠很好地增強人體的免疫力。

在雞的各個部位的肉當中，要屬雞胸肉補虛勞的功效最為突出，再加上蛋清的提神作用，使這道湯的提氣、抗疲勞功效顯著，對於那些平時感覺氣短乏力的人是大有好處的。

中老年人的皮膚容易乾燥，可以選擇多吃些雞胸肉，因為雞胸肉和蛋清都具有潤澤皮膚的功效，可以減少皮屑和瘙癢。

另外，還要注意：雞酪湯還具有固表功效，平時可以多喝一些，能夠增強抵抗力。感冒發燒時千萬不要喝，避免體內寒邪太多。感冒的時候要多喝一些解表的藥，這樣才能更有效地把病邪散發出去。

千萬要注意

雞屁股不宜食用

很多人認為，雞屁股有一定的營養價值，也有人認為雞屁股有致癌性，究竟是好是壞呢？其實，研究已經證實雞屁股是不適宜食用的，內含毒素，很難被人體降解，常吃很有可能在人體內富集，造成各種疾病。

內含毒素

雞屁股就是指雞的肛門與其上方的突狀物之間的腺體腔，也稱為「腔上囊」。經研究發現，在囊內有大量的淋巴球細胞、吞噬細胞、細菌、病毒及各種毒害物質。

據專家推理分析認為，雞在食用一些受汙染的物質，如：散落在地上受瀝青或其他廢棄物汙染的糧食、腐爛發黴的飯菜、飼料中的致癌物質、被殺蟲劑殺死的蟲子等等，經消化吸收後被送到囊內儲存，這些致癌物在囊內富集卻無法排出，也無法在我們日常所使用的烹調溫度下破壞。因而，長期食用雞屁股會導致癌症。所以，建議大家在殺雞的時候就將雞屁股切除。

牛肉 ── 病人調養佳品

為什麼要吃

牛肉的營養價值和保健功效

　　牛肉中富含蛋白質、礦物質和維他命 B 群，其中包括菸鹼酸、維他命 B1 和核黃素，而且是補鐵的良好來源。另外，牛肉中的脂肪含量比較低，精牛肉中的平均脂肪含量僅為 6%，而嫩牛肉中的平均脂肪含量為 3.7%。適量的脂肪也是健康均衡飲食必不可少的部分，想要減肥的人也可以適量地食用牛肉，從而達到保持體力的作用。

　　牛肉含有豐富的肌胺酸，它可以增加肌肉、增強體力；而且它還富含維他命 B6，也可以增強免疫力，非常適合術後、病後等需要進行調養的人食用。

脾胃虛弱、氣血不足者，最適合吃牛肉

　　牛肉有健脾胃、補氣血的功效，對於那些大病初癒，身體才剛剛恢復的人來說吃羊肉容易舊病復發；吃豬肉有可能導致陰寒過重，凝滯疼痛；而魚肉又具有發性，吃得不當很有可能病情復發或是加重病情。而牛肉就不存在這些問題了，牛肉性平和，不會對正處於身體虛弱的人產生什麼負面影響，因此如果大家在食用五穀之時再適量地吃一些牛肉的話會增強補養的功效。

　　對於那些久病體虛的人來說，可以燉牛肉，緩解病人出現的氣短、唇白、面黃、便溏、浮腫、手腳冰涼、頭暈目眩等症狀。

　　而術後的病人也可以透過喝牛肉湯來促進傷口癒合，補中益氣，若是

再加上幾枚紅棗燉服，效果更佳。而對於那些食慾不振而又無法服用補養藥的人來說，也可以喝牛肉湯達到健脾醒胃、增進食慾的功效。

到底怎麼吃

牛肉可以說是華人所食的肉類中的第二大類了，它的食用量僅次於豬肉，牛肉中的蛋白質含量高，脂肪含量低，且擁有牛肉特有的風味，味道鮮美，深受廣大民眾的喜愛，擁有「肉中驕子」的美稱。

牛肉蛋白質的胺基酸總量要比豬肉更接近人體的需要，有提高身體抗病能力，增強體質的作用，生長發育中的青少年、兒童，手術之後、病後需要調養補血的人都可以多食用一些牛肉，它在補血、修復損傷組織等方面有著很好的功效。牛肉還有暖胃的作用，是冬季不可缺少的美食。

中醫認為牛肉具有補中益氣、滋養健脾、強健筋骨、化痰息風等功效，適用於氣短體虛、胃寒、貧血、筋骨酸軟的人食用。

我們一般的做法便是滷牛肉，它是過年過節必不可少的一道菜餚。吃滷牛肉有很多的講究，一般在其上桌前都要先切成薄片，在拉麵館中我們經常可以看到，那個牛肉切得幾乎透明，這樣就達到了上品的水準了。因為只有切到這種程度，牛肉才能吸飽湯汁，吃起來才更美味！

牛肉的烹飪方式比較多，我們通常吃到的有燉牛肉、醬牛肉、牛骨湯、炒牛肉、涮牛肉等等，從營養價值上來講，清燉牛肉是保存牛肉營養成分最全面的一種烹調方式。

烹飪牛肉的時候有很多需要注意的細節，這樣才會令烹飪的效果更佳。

牛肉中的比較鮮嫩的瘦肉部分適合燒烤、煎、炒、涮等烹飪方式；而

那些肉質較老的部分如：牛腩、牛腱等可以用來做餡料或是燉、蒸、煮等方式。

牛肉的纖維組織是比較粗的，結締組織又比較多，應該橫切，將長纖維切斷，不能順著纖維組織切，否則不僅不易入味，還嚼不爛。

在炒牛肉之前，最好是將其用醬油、澱粉或是蛋清進行醃製，如果時間充裕，還可在其中加入一勺油醃製一兩個小時，直至油滲入肉中為止，當我們對牛肉進行炒製時，肉中滲入的油會因膨脹作用而破壞肉的粗纖維，這樣炒出的肉就會非常的鮮嫩。要注意：炒牛肉時油要多放，鍋要燒得熱一些，要大火進行炒製，牛肉炒到七分熟就可以關火了，切記不要炒得太久，以免肉質太老，影響口感。

在燉牛肉時，要切記不能加入冷水，要用熱水。熱水可以使牛肉表面的蛋白質迅速凝固，進而防止牛肉中的胺基酸浸出，以保持牛肉的鮮味，增加牛肉的營養價值。待水燒開後，打開鍋蓋再繼續燉 20 分鐘左右，這樣可以除去牛肉帶有的異味。之後再蓋上蓋子，用小火保持鍋內微沸的狀態，讓湯表面的那層浮油保持有溫度，這樣可以發揮燜的作用。在燒煮的過程中，鹽要晚一點加，但是水要一次性加足，如果後來發現水少而必須加水時，也要加開水。

如果單吃牛肉的話，可能會覺得單調，而且很多時候，越是不同類別的食物一起吃越能達到營養均衡、預防疾病的功效。我們日常中見到與牛肉搭配的食材有雪裡紅，可以使牛肉味道更為鮮美；再有就是仙人掌，一起吃會有抗癌止痛、提高自身免疫力的功效。

羊肉 —— 冬季進補佳品

為什麼要吃

老人便祕應該多吃羊肉

上了年紀的人經常會被便祕所困擾，通常情況下不是靠吃藥解決就是吃各種水果，如：梨子、香蕉等。

但是水果屬涼性，老年人很可能由於大量吃了這些水果而又出現腹瀉的症狀，而少吃又不能見到功效。

其實，老年人的便祕屬於虛症，是由於體內陽氣衰弱所致，與年輕人的上火造成的大便乾燥完全是兩回事。通常老年人都會存在或多或少的脾腎陽虛的症狀，身邊有老人的朋友可能都會注意到，老年人經常會大便乾燥、手腳冰涼、怕冷、腰痠腿疼，或者是腹痛腹脹，稍一遇到溫暖的環境就又有所緩解。

如果在這種情況下，盲目地讓患者吃些涼性的水果，只會加重患者的陽虛症狀，不僅達不到治療便祕的作用，還可能會加重病情，甚至導致胃寒，腹中冷痛等症狀。

現在我們可以了解到，除了那些被證實為老年便祕的患者外，其他的老年人在日常的飲食中也應該注意，適當地少吃一些涼性果蔬，如：香蕉、梨子、柳丁、西瓜、黃瓜、番茄等等。與此同時，還要多吃一些能夠產生溫陽作用的食物，如：乾果類、羊肉等，尤其對於那些老年便祕的患者來說，更要注意這些，多吃一些羊肉可以很好地緩解這種症狀。

老年人在脾腎陽虛的同時還會存在著其他方面的不足，如：氣血不

足、津液虧虛等。所以，患者應注意從多方面進行補養，多吃些具有補氣養血、潤腸的食物，如：山藥、紅棗、蜂蜜、黑芝麻等。同時要忌煙忌酒，盡量少喝濃茶，不吃辣椒、芥末、胡椒等容易上火的食物，以免加重病情。

女人多吃羊肉：滋補又美容

羊肉具有補血、駐顏、美白皮膚、黑髮固髮等功效，而且還能夠延緩衰老。

現如今，很多愛美的人都奉行素食主義，對於一切肉類食物都敬而遠之，其實，適當吃些肉，對於身體，對於美容養顏是非常好的，尤其是羊肉。

《本草綱目》中記載，羊肉具有補元陽、益氣血的功效。正是因為羊肉具有補氣滋陰、暖中補虛、開胃健脾的作用。

另外，經研究發現，羊肉中富含維他命 B1、維他命 B2，具有美容養顏的功效，還能夠溫補氣血、美白皮膚、黑髮固髮、延緩皮膚老化的作用。如果我們適當地加入一些當歸，美容效果會更佳。若是配上蜂蜜、螺旋藻、紅蘿蔔等，會有明顯亮膚的功效。

羊肉不僅是一道營養豐富的美味佳餚，還是美容養顏中必不可少的美食。

到底怎麼吃

羊肉吃法多

羊肉的烹調方法很多，如：涮羊肉、燜羊肉、羊肉抓飯、羊肉湯等。

這些羊肉的做法在食材的搭配上都是非常講究的。

先來說一下燜羊肉，我們可以加入一些馬蹄、蘿蔔等較為寒性的蔬菜，充分發揮羊肉本身的補養作用，並且降低羊肉的燥性。

再比如說煲羊肉湯，羊肉湯中可以加入一些黃豆、花生，這樣也可以緩衝羊肉的燥性，適合陰虛火旺的人食用。那對於陽虛的人來說呢？可以在湯中加入一些桂圓、枸杞、杜仲等，不僅可以去腥還可以增加食慾。

其實，不管是熬羊肉湯還是涮羊肉，在湯裡面稍微加些薑絲都是非常有益處的，中醫認為，鮮薑具有發散的功效，比如說，如果把我們吃進身體的羊肉比喻成一團火，那麼在鮮薑的發散作用下，這些熱就能夠像噴霧一樣被驅散開來，並且把它們平均分配，溫暖身體的各個部位，這樣就可以避免上火現象的發生。

羊肉吃法多，搭配很重要

羊肉是一種溫熱健補的食品，經常吃羊肉對於身體有很多好處，尤其是冬季，可謂是進補的佳品。而羊肉的吃法更是有各式各樣。比如燒烤、涮鍋、油炸、清燉等。吃羊肉最重要的吃法就是要注意配菜與調味料。

因為羊肉性溫熱，所以我們通常吃羊肉的時候要配上一些涼性的蔬菜，尤其是在涮羊肉時，都會準備各種調味料和蔬菜，這樣可以避免因吃羊肉而上火。

涼性蔬菜有：油菜、菠菜、白菜、金針菇、蘑菇、菜心等；而地瓜、馬鈴薯、香菇等也是甘平性的蔬菜。

羊肉當然也是與其它的食物搭配著吃比較好，比如說可以搭配豆腐，這樣既可以保證營養更加全面，還可以有清熱、除煩、止渴的作用。草原

上有一道菜就是羊肉燉蘿蔔，這道菜中，蘿蔔充分發揮了它消積滯、化痰熱的功效。

調味料是做羊肉的時候我們是不能夠忽視的一項。薑是必不可少的，最好是沒有去皮的生薑，因為薑皮辛涼，具有散火除熱、止痛祛風溼的作用，它與羊肉一起吃，還能夠去掉羊肉的膻味。烹調羊肉的時候要盡量少用辣椒、胡椒、丁香、小茴香等溫辛燥熱類的調味料；我們可以適當地放入一點蓮子心，它可以發揮清心瀉火的作用。

現實生活中，喜歡吃羊肉的人很多，喜歡羊膻味的人卻很少，那羊為什麼會有膻味呢？其實，羊膻味是一種揮發性的脂肪酸所散發出來的，它主要存在於羊尾、皮下、肌肉間隙的脂肪中和羊皮脂腺分泌物中。如果很厭惡這種氣味，可以放些孜然來掩蓋它。孜然具有其特有的芳香味，且氣味濃烈，烤羊肉串時，孜然是必不可少的佐料，與羊肉進行烹製時能夠發揮理氣開胃、祛風止痛的功效。

你可能不知道

牛皮癬患者要少吃牛羊肉

專家提醒牛皮癬患者一定要盡量少吃牛羊肉，因為經過研究發現，牛、羊、鹿等畜肉食品當中花生四烯酸的含量豐富，而牛皮癬患者的皮損當中含有的花生四烯酸要超出正常人的很多倍，這些化學物質在體內代謝之後轉變成白三烯，這種物質就是牛皮癬致炎物質中的最大隱患。所以，牛肉、羊肉、鹿肉等食物，牛皮癬患者應盡量少吃。

但是，牛皮癬患者要忌口也不是絕對的，只是提醒患者盡量少吃牛羊肉。其實，不是所有含花生四烯酸的食物都會加重牛皮癬的病情，比如說

魚油，魚油當中的花生四烯酸的含量也是相當高的，但是，它在體內的代謝物能夠抑制血小板的凝聚，進而減少了白三烯的合成，降低牛皮癬的炎症細胞的惡化，還可以有效地抑制細胞因子的產生，所有的可食用的深海魚類產品對於牛皮癬都有很好的緩解作用，而深海魚油還對牛皮癬具有一定的療效。

「少年白」要少吃羊肉

有很多年輕人白髮早現，對於這類人來說，要多吃黑芝麻少吃羊肉。

「少年白」與很多因素都有關係，如：遺傳、環境汙染、運動量少、飲食過程中吃得太多煎炸溫熱等食物。中醫認為「少年白」是由於血熱而引起的，平常急躁、口渴、容易出汗、頭暈等血熱症狀的人，更容易出現「少年白」的現象。

所以，如果患者是由於血熱而出現「少年白」的症狀，那麼就可以遵從醫囑服用一些具有「涼血」作用的方子，如：枇杷清肺飲。而在此需要特別提醒大家注意的是，目前醫學界還沒能找出有效治療「少年白」的特效藥或是臨床治療，所以，有「少年白」的人千萬不要輕信各種宣傳能夠治好少年白的廣告，或者是什麼所謂的祕方。對於「少年白」患者來說，注意日常的飲食調整是非常重要的，平時應該少吃羊肉等熱性食物以及一些煎炸類食品，可以適當地多吃一些黑色食品，如：黑豆、黑米、黑芝麻，這對於預防和治療少年白是具有一定作用的。

第四章　肉類食物這樣吃，養生之道才正確

千萬要注意

烤羊肉＋冰啤酒危害最大

　　每到夏季，燒烤便會盛行起來，烤羊腿便是燒烤中不可缺少的一道菜餚。現今出現一種非常流行的吃燒烤的方法，那就是燒烤＋啤酒。露天喝啤酒吃燒烤是一件很愜意的事，既達到了味覺上的享受，又倍感涼爽。可是你知道嗎？夏季吃烤羊肉加啤酒對身體的傷害很大。

　　因為夏天是自然界萬物生長繁殖最為繁盛的季節。而人身為萬物之首，在此時也正是陽氣最為旺盛的時候。如果這時候再去吃熱性的羊肉，那就很可能會讓本來已經「很熱」的身體再加上一把火，尤其是烤羊肉串，在煙燻火烤之下，再加入一點辣椒，無異於在身體裡點起了「熊熊大火」，而若是此時再喝些冰啤酒，熱與溼就會在體內「相遇」，便成為了溼熱。

　　人體內的溼熱過重會怎樣呢？如果體內溼熱過重，那麼溼熱就會「堆積」在脾胃中，而這也就是中醫上所說的溼熱困脾。溼熱困脾的結果是什麼呢？身體就會感到很沉重；胃中經常會有悶脹的感覺；可能會造成大便不淨、便溏等現象。所以，從健康的角度來講，大家還是不要這樣吃比較好。

152

第五章
奶類營養有優勢，吃出健康很容易

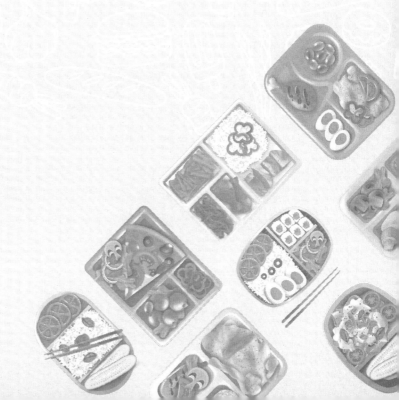

牛奶 —— 蛋白瓊漿

為什麼要吃

牛奶中的蛋白質

牛奶中的蛋白質可以稱得上是最佳蛋白質，它是一種完全蛋白的展現，能夠被人體很好地吸收和利用。其中以酪蛋白和乳清蛋白為主，都是在人體內易消化吸收的蛋白質，對於人體的肌肉組織的構成非常重要，所以牛奶是提供人體優質蛋白質的最佳食品。

乳糖

牛奶當中的醣類主要是乳糖，在牛奶當中成溶解狀態。當然，其中還含有微量的葡萄糖、果糖、半乳糖。

牛奶鈣類物質

牛奶當中含有豐富的天然鈣，每 100 克鮮奶含鈣 120 毫克，而且適應人體的吸收，其吸收率高達 70%，而一般食品僅僅為 20% ～ 30%。牛奶當中的鈣和磷不僅數量豐富，而且比例較適當，是人類每天需要的鈣和磷的優良來源。

鈣質也是構成人體骨骼和牙齒的重要材料，缺鈣會引起幼兒佝僂病及老年人骨質疏鬆症，而牛奶當中的鈣，與蛋白質結合後非常有利於人體吸收。所以不管是幼兒、青少年，還是老年人，長期飲用牛奶都可以很好地補充鈣，進而防止缺鈣所引起的疾病。

牛奶中的維他命

牛奶當中還含有豐富的維他命，尤其是維他命 A 和維他命 B2、B12 含量較多，平時多喝牛奶可以很好地填補體內的維他命空缺。

透過查詢食物成分表我們可以看出牛奶中的維他命種類很齊全。所以經常喝牛奶對維他命的補充是相當全面的，況且，牛奶中的維他命與其他成分搭配合宜，可以有效地促進各種維他命的吸收。透過觀察食物成分表，我們還可以發現，多數維他命的含量都在 0.1 毫克以上，相對其他食物而言，含量很高了。

牛奶中的礦物質

礦物質又稱作灰分。牛奶當中的礦物質大部分都會與有機酸結合成鹽，其含量為 0.70% ～ 0.75%。

牛奶中的礦物質主要有：鈣、磷、鈉、鉀、鎂、氯、硫等，其中鉀、鈣、氯的含量很高。

到底怎麼吃

牛奶是大家最熟悉的飲品了，牛奶不空腹喝，以飯後飲用為宜。而且，一天一瓶的話，應該在早餐的時候喝，如果一天兩瓶的話，則以早晚喝為佳。當然，我們也可以按照個人的生活習慣在早中晚三餐之外的時間喝，但是一定要注意先要吃一些富含澱粉的食物，以便讓牛奶在胃內停留較長的時間，這樣也才更有利於牛奶營養的全面吸收和利用。

你可能不知道

牛奶的殺菌方式主要有哪些？

低溫長時間殺菌法（LTLT）：即讓牛奶在 60℃下保持半小時左右，從而達到殺菌的目的。這種方法破壞營養成分比較嚴重，這種方法在液態奶生產當中基本上已經不用了。

高溫短時間殺菌法（HTST）：用於液態奶的高溫短時間的殺菌方法，是把牛奶加熱到 72℃～ 75℃，或者是 82℃～ 85℃，之後保持 15 秒～ 20 秒，然後再進行冷卻。這是目前乳品企業普遍採用的一種殺菌方法，這種方法相對較好，牛奶中的營養成分損失的相對較少，細菌殺得也比較徹底，牛奶的風味保存的也相對較好。

超高溫短時間殺菌法（UHT）：這是目前最先進的殺菌方法，是指將原料奶在連續流動的狀態下透過熱交換器迅速加熱到 135℃～ 140℃，保持 3 秒～ 4 秒，從而達到無菌的殺菌方法。因為加熱的時間較短，牛奶的風味、狀態和營養價值均沒有受到明顯的破壞。

牛奶是否越稠越好？

其實，牛奶是由多種乾物質混合而成的一種乳濁液。過「稀」和過「稠」都不是正常狀態。喝牛奶時，我們可以留意一下，牛奶的包裝上通常會印有「均質處理」四個字。什麼是「均質處理」呢？

均質其實就是一種牛奶的加工過程，因為牛奶中的主要成分有：脂肪、蛋白質、碳水化合物等，在放置過程當中，脂肪可能會由於比重較小而出現上浮現象，從而導致牛奶當中的脂肪含量不均勻，因此生產牛奶的廠商為了使牛奶中的乾物質混合均勻，就需要對原料奶進行高壓均質處

理。原理就是：將大的脂肪球切成小的脂肪粒，從而使之均勻的分布在牛奶當中。因此，我們通常喝到的牛奶中不會看到奶脂球。原因就是：經過均質處理的牛奶中的脂肪球比較小，不會出現上浮的現象。這樣經過均質處理的牛奶更容易消化吸收，香味也是比較濃郁的。而且，從營養價值來講，也不比看起來相對黏稠的牛奶低。

有些時候，我們可能會發現買來的牛奶會有黏壁的現象，甚至出現凝塊，而這可能就是由於牛奶的儲存時間比較長造成的。時間太長的奶脂球會重新凝聚，甚至上浮結塊。

還有可能會出現這種情況，就是買到的牛奶確實比較稠，但是喝到嘴裡卻感覺很厚，這樣的牛奶很可能添加了增稠劑。因此，當我們在選購牛奶的時候，千萬不要以牛奶表面的稀稠度作為判斷牛奶品質優劣的標準。

各種包裝的牛奶有哪些特點？

生鮮牛奶

指的是剛從牛身上擠下來的鮮奶，這種牛奶中可能存在有牛毛、牛糞、草料等雜質，並且牛奶中還含有大量的細菌，還可能含有病原細菌和病毒。一般情況下，每毫升就會含有十萬、百萬、甚至千萬的細菌。這樣的牛奶是千萬不能喝的，可能會造成腹瀉或急性腸胃炎。

巴氏消毒奶

巴斯德消毒法既能夠殺死病原細菌，還能夠較好地保持牛奶的新鮮，使用這種方法消毒可以確保牛奶當中的營養成分保存得相對較好，它的營養價值可以說與鮮奶是相差不多的，維他命 B 群的損失也相對較少，但

是，其中的一些生理活性物質可能會失去活性。

滅菌牛奶

滅菌牛奶就是我們在超市常見到的利樂包等存放時間比較長的牛奶。這種牛奶都經過了全面的消毒滅菌，當然，對人體有益的菌類也基本上被掃除乾淨了，牛奶的營養成分也遭到了不同程度的破壞。這種牛奶的保存期限大約有 6 ～ 9 個月。滅菌牛奶的奶香味濃厚，風味可以說是基本沒變，但是營養成分卻遭到了一定的破壞，比如維他命 B 群就損失了 1/5 ～ 1/3。

「巴氏消毒奶」有何優缺點？

巴斯德消毒法來自法國，由巴斯德醫生（Louis Pasteur）發明，最後很多地方被改進，用以消滅各種飲料、血清蛋白中的病原菌。目前，還有很多行業採用這種消毒的方法，它的操作比較簡單，對設備的要求也比較低。

在巴斯德發現巴氏消毒的方法之前，很多人死在手術過程中都是因為傷口感染，手術做得再成功也無濟於事，而且，很多人也因為喝生牛奶或吃乳製品導致結核病。

巴氏消毒奶的優點：殺菌比較徹底，操作簡單，不需要太先進的設備。

缺點：嗜熱菌不易被消滅，可以在 4℃左右保存。保存期限較短，一般為 2 ～ 7 天。

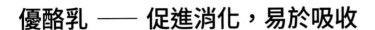

優酪乳 ── 促進消化，易於吸收

為什麼要吃

優酪乳在經過發酵之後，當中的脂肪酸比原來增加了 2 倍，而且也讓優酪乳更容易消化和吸收，當中的各種營養素也將得到最大限度的利用。

不僅如此，由於優酪乳是從純牛奶發酵而成，除了保有鮮奶裡面的全部營養成分，在發酵過程中，優酪乳的益生菌還可以產生人體營養所必須的多種維他命，例如：維他命 B1、維他命 B2、維他命 B6、維他命 B12 等。

到底怎麼吃

晚上喝優酪乳最補鈣

與牛奶相比，優酪乳中的鈣更利於吸收，因為優酪乳當中的乳酸能夠與鈣結合。一般來說，飯後半小時到兩個小時之間喝些優酪乳是最好的。但從中醫上講，想要充分發揮優酪乳的補鈣作用，還是晚上喝比較好。

原因是：

1 晚上 12 點到凌晨是人體的血鈣含量最低的時候，這時候非常利於吸收食物中的鈣。

2 晚上 12 點到凌晨這段時間內，影響人體內鈣吸收的因素很少。

另外，還需要提醒大家：晚上喝完優酪乳之後一定要及時地刷牙或漱口，因為優酪乳當中的酸性物質及細菌會損害我們的牙齒。除此之外，喝優酪乳最好選擇在飯後喝，因為空腹喝優酪乳可能會刺激我們的腸胃道，導致營養成分的吸收利用率降低。

最後，優酪乳不能過量飲用，否則不僅不能達到補鈣的作用，還會造

成腹瀉。

上班族午後喝優酪乳防輻射

上班族的顯著特徵就是吃完飯便在電腦前一動也不動，時時刻刻都在承受著電腦輻射帶來的危害。如果午飯的時間喝一杯優酪乳，不僅有助於消化，還能緩解情緒和防輻射。

原因：

1　研究指出：維他命 B 群具有提高人體抗輻射損傷的能力，優酪乳中的維他命 B 群含量較高，可以充分地發揮這個作用。

2　優酪乳當中的酪胺酸具有緩解由於心理壓力過大、高度緊張焦慮而引發的疲憊。而且，經過乳酸菌發酵後的優酪乳，蛋白質、胺基酸的顆粒變得很微小，利於人體消化吸收；酪胺酸的量也大大提高了，從而更好地發揮其抗疲勞的功效。所以，午飯時或午飯後喝上一杯優酪乳，可以使上班族心情舒暢、精神抖擻，提高工作的效率。

喝優酪乳要注意少量多次，這樣才更有利於優酪乳當中的營養物質的吸收，而且，這樣做還可以防止由於食用量過多而造成胃腸不適。不光是晚上，白天喝完優酪乳後也要注意漱口或是再喝半杯白開水，以防止牙齒腐壞。

優酪乳的製作

所需材料：純牛奶 500ml，原味優酪乳 125ml，四比一的比例。

所需工具：電鍋、帶蓋子的器皿（瓷杯、鍋子）、湯勺、微波爐。

製作步驟：

1　把將要用到的所有器皿放入電鍋中用水煮沸 10 分鐘，消毒處理。

2　往消毒過的杯子裡注入牛奶，七分滿就足夠了。

3　往熱好的牛奶中加入原味優酪乳，用湯勺加以攪拌，然後密封保存。

4　將電鍋斷電後把水倒掉，把密封好的器皿放入鍋中，再用毛巾等物蓋住保溫，用鍋中餘熱讓其發酵。

如此這般，8～10小時後就可以品嘗到自己做的美味低糖優酪乳了。

製作成功的優酪乳看起來是半凝固狀態的，表面潔白，沒有多餘的水分溢出，奶香四溢，想吃甜一點的優酪乳就在食用之前往裡面加點糖，但是發酵前不可以往裡面加糖。

自己做的優酪乳不能夠很好地密封處理，一般在冰箱能保存2到3天，比市面上的優酪乳儲存的時間要短一點。

你可能不知道

優酪乳的起源

優酪乳如今已經成為一種時尚飲品，不僅種類豐富，口味良好，而且還易於消化和吸收，非常適合廣大群眾飲用。

很久以前，遊牧為主的色雷斯人在放牧時經常會用皮囊灌滿牛奶隨身攜帶。但是由於天氣和牛奶本身的易腐性質，皮囊中的牛奶經常會腐敗變質，並呈現渣狀。如果把少量的這樣的牛奶倒入煮過的牛奶中，煮過的牛奶很快就會變酸，這就是早期的優酪乳。色雷斯人非常喜歡飲用這種奶，於是就開始尋找更簡單的製造這種奶的方法。

直到後來，俄國科學家梅契尼可夫（Elie Metchnikoff）在探究人類長壽祕訣的問題時，去保加利亞調查，發現很多長壽之人都非常喜歡喝優酪乳，他由此猜測喝優酪乳是使人類長壽的一個重要因素。

後來經過研究，發現優酪乳中有一種能夠消滅大腸內腐敗菌的桿菌，被命名為「保加利亞乳桿菌」梅契尼可夫還因此獲得了諾貝爾獎。

梅契尼可夫在優酪乳上的研究成果啟發了商人艾薩克·卡拉索（Isaac Carasso）。於是，他便開始生產優酪乳，但是最初他把優酪乳當作藥品在藥房中出售，結果並不令人滿意。

二戰爆發之後，艾薩克·卡拉索便在美國建立了一家製造優酪乳的工廠，還對其做了廣告，加大宣傳力度，不久之後，優酪乳便傳到了世界各國。

優酪乳的保存

眾所周知，細菌的直徑是以奈米和微米為單位的，換句話說，細菌非常之小，數量也很多。在人類身體中的細菌，就更是不計其數了。

在人體的大腸、小腸等部位，寄生著一些對我們身體有益的菌種，也存在著一些對身體不利的細菌。但是，它們是相互制約、相互作用的。從科學角度來講，對身體有利的菌種越多，對我們的身體越好。這些對於人體有益的細菌，在人體中的數量有 100 億，還沒有超過人體能夠接受的量，再多一些都是沒有問題的。

但是，有些優酪乳，存在「死菌」，這就要我們在購買優酪乳時提高警覺。事實上，絕大部分對身體有益的細菌都是無法順利抵達腸道這個目的地的，因為，它們對於酸性環境缺乏抵抗力。這樣，就更不會發生因為飲用優酪乳過量，攝取益生菌超標的問題了。

當前，某些國家的工廠都在生產這類對於人體有益的菌種的優酪乳。但是，即使是這樣，也僅有少數的菌種能夠抵抗酸性環境，在胃酸中存活

下來。更何況，益生菌在銷售過程中，因為沒有強低溫的生存環境，就已經大量死亡了。

對於優酪乳的存放，也是一門重要的科學。當前，優酪乳的包裝材料和外形有很多種，保存期限也是不一樣的，短的只有幾天，長時間的可以到 20 天左右。屋形紙盒包裝的優酪乳，在低溫環境中，7 天內可以食用；罐裝優酪乳在低溫環境中冷藏，保存期限在 14 天左右；而袋裝的優酪乳在低溫環境中，48 小時內可以飲用。乳酸菌飲料保存時間是最長的，置於常溫乾燥處，可以存放 8 個月。

大家可能不了解，優酪乳中是沒有防腐類物質的。那麼，優酪乳的存放條件就有一定的要求。當存放條件不合適時，優酪乳中含量較高的乳酸菌會大量繁殖，產生的酸性物質增多，使優酪乳過酸，過於嚴重時，就會使優酪乳因為保存的原因而變質。因此，在夏季，因為天氣炎熱，一定要注意優酪乳的放置問題，謹防腐壞的現象。

千萬要注意

誤解一：優酪乳可以隨意搭配

優酪乳能夠與澱粉類食物搭配食用，能夠得到很好的口感和味道，且含有豐富的營養，大米和非油炸麵食都是最佳伴侶。而一些高油脂類的加工肉品則不能和優酪乳一起搭配食用，比如香腸、臘肉等，因為加工過的肉品當中添加了亞硝酸，會與優酪乳中的胺產生反應形成致癌物質亞硝胺。

誤解二：優酪乳等同於乳酸菌飲料

乳酸菌飲料只是一種普通的飲料，而優酪乳卻是由不同的工序和材料製成，優質牛奶透過乳酸菌發酵而變身為優酪乳，比較營養成分含量，優酪乳是乳酸菌飲料的三倍左右。乳酸菌飲料中每 100 克蛋白質含量僅僅為1 克，蛋白質含量較低。

誤解三：優酪乳能與某些藥物一起服用

大家都知道，有些東西是不能一起吃的，不應該用其他東西代替水來服用藥品，茶水服藥會讓藥效降低，優酪乳也是一樣，不能夠和藥物同時服用，會對身體產生不良影響。諸如紅黴素、氯黴素等一些抗生素和磺胺類藥物及止瀉藥，會將優酪乳當中的活性益生菌殺死或破壞。

誤解四：空腹喝優酪乳

一般人認為，空腹飲用優酪乳會對身體造成傷害，這是不正確的，其實這只是降低了保健作用而已。如果是在飯後喝一些優酪乳，優酪乳中的益生菌就會有很大的價值，有利於腸胃，在腸胃中與害菌作戰，保護腸道，維護身體健康。

誤解五：優酪乳與牛奶一樣

從營養角度來看，優酪乳的營養價值似乎更高一些，因為它更容易被人體消化並加以利用。而牛奶就不一樣。在牛奶中，乳糖占有量是不可小覷的。但是，有一部分的人的身體中乳糖酶的分泌量不足以消化這種物質，造成了乳糖在腸胃中的積存，會有腸胃不適、腹痛、腹瀉等症狀，影響人體健康。而這個時候，優酪乳，就是最好的選擇。

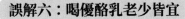

誤解六：喝優酪乳老少皆宜

優酪乳並不是誰都適合喝的。從醫學角度上講，在腸道、胃等傷患以及腹痛、腹瀉等疾病剛剛痊癒時，對於優酪乳，一定要稍微謹慎一些。而且，一歲以下的幼童，也不能喝優酪乳。此外，出現血糖過高、動脈粥樣硬化、膽囊炎、胰腺炎等病狀的人，也要遠離含有醣類的優酪乳，否則，病情會惡化。

優酪乳的適用者有如下幾類人：飲酒頻繁的人、抽菸頻率高的人、與電腦接觸多的人、便祕的人，骨質較差的人以及心血管存在疾病的人等等。

乳酪 —— 含鈣豐富

為什麼要吃

喝牛奶不如吃乳酪

把牛奶中最具有價值的營養物質加以濃縮，就會形成乳酪這種物質。10 公斤的牛奶進行加工和製造，才能合成極具營養的 1 公斤乳酪。有些人因為乳糖酶分泌量很少，所以無法大量分解消化乳糖，以致飲用牛奶會產生腹痛、腹瀉的後果。而吃乳酪，就不會出現這種狀況。牛奶中的營養物質，透過凝乳酶的作用，凝固發酵形成了乳酪。這使牛奶中的營養物質可以長時間在胃裡存放，而且，更容易消化和吸收。

乳酪減肥新說法

有絕大多數的人擔心，食用乳酪會使人變胖。但是，透過研究顯示，

食用乳酪，不會使脂肪堆積，而且，對於人體健康十分有幫助。它不僅可以幫助解決掉多餘的脂肪，還可以把脂肪變成人體生命活動所需要的其他物質，對於減肥，是一大幫手。還有一點十分重要，乳酪可以使腸胃等消化器官更有效地工作。但是，我們應當謹記，如果我們把乳酪當作我們的日常食物，就要少食用脂質較多的其他食物。

補鈣還得是乳酪

有研究證明，乳酪中含有極高的鈣，也含有較低的乳糖，是乳製品中地位較高的一類物質。乳酪中的鈣可以被人體較好地吸收，被吸收的量是海鮮類食物的 2 倍。所以，經常食用乳酪，對於骨骼的生長有著明顯的作用，可以提高骨中的含鈣量，減少患上骨質疏鬆的機率。尤其是相對於運動量極少的長期坐在工作室的女性、孕婦、年邁的人和小孩子，乳酪，是他們補充鈣元素最好的選擇。

到底怎麼吃

早上第一口吃什麼？

早上一起來，就喝一杯蔬菜汁，這是大多數人的選擇。因為，他們認為，這樣有利於人體的健康。在蔬菜汁裡面，有人體需要的絕大多數營養物質，並且，早晨喝蔬菜汁，可以及時清除掉一夜產生的廢棄物質，做一次身體內部的小掃除。但是，這麼做有一個關鍵被大家忽視了 —— 溫熱的食物才是人體內部最容易接受的。因此，早晨剛剛起床，最好接觸一些溫熱的食物，這樣，才會讓腸胃更舒服。

在中國古老的醫學來看，早餐，應該先進食一些溫熱的食物。早上剛

剛起來，一夜的陰氣還沒有散去，地面上的溫度還稍微偏低，身體的各個部位也還是緊繃著的，這時，食用寒冷的食物，會使血液和各個系統的狀態更加糟糕，影響健康。

華人早餐要多吃「乳酪」：1 片乳酪 ＝ 5 倍牛奶

在西方的一些國家，乳酪不僅僅是常備的一種食物，還有著一種哲學的含義：「擁有乳酪，就等於擁有了幸福。」

但是，即使形式各樣的乳酪已經走進了各大商場，人們對這種從國外進口的食品還是了解的太少。

我們應該改變對乳酪的主觀印象，乳酪，不僅可以作為菜的調味料，在家裡滿足美味口感的同時，還可以攝取一些牛奶中含有的營養物質。

乳酪還有一個別名 —— 起司。它最初來自於五千年前，溫度適宜的中亞及中東地區。10 公斤的牛奶進行加工和製造，才能合成極具營養的 1 公斤乳酪。所以，乳酪可以說是精華中的精華。

你可能不知道

早餐最好不要選擇牛奶？

或許，在年輕時吃涼的食物的時候，不會對身體有什麼太大的影響。但是，隨著時間的增加，還有年齡的增加，腸胃吸收營養的功能就會有障礙，會在身體上反映出一些問題。比如，總是在吃東西，身體卻並不強壯，皮膚暗黃粗糙，免疫力差，經常生病等。產生這些症狀的原因，就是早上起來，吃涼的食物，傷了胃，免疫力降低的緣故。

所以，早上起來，應當先吃一些熱一點的食物。譬如，小米粥、熱稀

飯、豆漿、皮蛋粥等，並且應當配上一些蔬菜、麵包和水果等。早餐最好不要飲用牛奶，會出現生痰、過敏等不良反應。

千萬要注意

挑選乳酪有訣竅

寶寶乳酪

小小的一塊乳酪對寶寶來說能量巨大，適用於 1 到 3 歲的嬰幼兒。這種乳酪營養較為集中。

特別忠告：乳酪對嬰幼兒來說雖然有很好的作用，但是不能當作寶寶的主食，要搭配奶粉和雞蛋等食物一起食用，這樣才有助於寶寶的身體健康發育。

成長乳酪

這類乳酪適合 3 到 10 週歲的孩童，但是要記得，在換牙期間盡量讓孩子少接觸成長乳酪。可以把它當成兩餐中間的熱量補充劑，適合小孩的飲食習慣，幫助孩子健康成長。

特別忠告：這類成長乳酪通常都含有糖，正在換牙的孩子可以換換口味，考慮其他類型的乳酪。

早餐乳酪

這種乳酪每天吃 250 克就夠了，所有的成年人都適合吃。每天早上吃一小片，一整個早上都有精神。

特別忠告：買片狀乳酪應該買內包裝用錫紙的，這樣的包裝不僅密封

性好，還不會出現水汽受潮，相對地保存期限也較長。

第五章　奶類營養有優勢，吃出健康很容易

第六章
水果乾果類食物，美味滋補可兼得

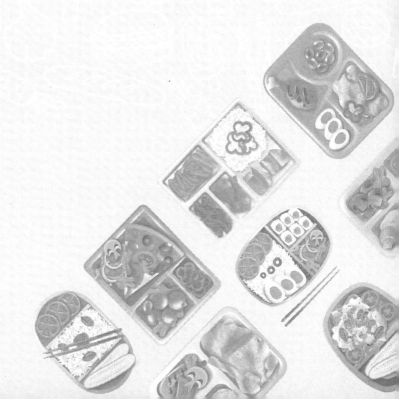

葡萄 ── 種類豐富，功效各異

為什麼要吃

吃葡萄顏色不同功效不同

紅葡萄具有軟化血管、活血化瘀等功效，是心血管病人的一方良藥。

白葡萄除了可以補肺氣、潤肺以外，對於患有咳嗽和呼吸道疾病的人有改善的作用。

綠葡萄有清熱解毒的功效。

紫葡萄中存在花青素，可以使容顏美麗，抵抗老化。

黑葡萄滋潤陰氣，補養腎功能，促使頭髮顯黑，有光澤。

現代醫學解讀葡萄的「藥效」

1　當今醫學界認為，葡萄中有 8% ～ 10% 都是醣類，而且葡萄糖是主力軍，又可以被人迅速吸收。因此，低血糖的症狀出現時，喝葡萄汁能夠很快的從低糖狀態緩解過來。

2　在葡萄中，有一類物質是還原性極強的，可以作為抗氧化劑存在，就是類黃酮。因此，就使葡萄具有了保持容顏的能力，還可以把身體中的自由基清掃掉。

3　在防癌這一方面，葡萄也發揮著輕微的作用。它可以保護正常的細胞，並封鎖癌病變的細胞。

4　葡萄中還存在許多人體必要的胺基酸。因此，葡萄對於身體的勞累和神經的緊張都具有緩解的作用。

5　葡萄中的糖和鐵的含量是不可小看的，尤其是葡萄乾，含量更高。因此，這種物質是女性、幼兒和貧血患者的最佳補藥。在吃飯之前吃幾

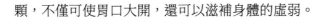

顆，不僅可使胃口大開，還可以滋補身體的虛弱。

到底怎麼吃

1 有很多時候，腹瀉的原因是食用完葡萄就立即喝水。葡萄本身就是一種通便潤腸的食物，吃完後立刻喝水，葡萄在胃中還沒有消化吸收，水就稀釋了胃酸。葡萄、水、胃酸攪拌在一起，立刻氧化發酵，使腸道加快活動，導致腹瀉的結果。因為這種腹瀉是食物引起的，所以，瀉完之後，人體就會恢復，不會有大問題出現。

2 牛奶，不能在吃完葡萄後立刻飲用。葡萄中富含維他命 C，而牛奶中的某種物質會和維他命 C 發生化學反應，對胃的傷害是極其明顯的，輕則會產生腹瀉，重則會上吐下瀉。因此，葡萄和牛奶不可同時食用。

3 在夏季，食用葡萄的量是要有限制的，不可以過多。葡萄中有極其豐富的營養物質，是水果中的皇者。它有游離水、膠體結合水，還有很多醣類、有機酸和礦物質、胺基酸等，這些，都是人體必需的營養物質。

除此之外，葡萄中的能量要比其他水果高很多。更重要的是，葡萄中的絕大部分的營養物質是可以直接在人體中吸收的，不用經過消化這一步驟，在身體中絕對占有優勢。

但是，對於某一類族群，應該注意葡萄的食用，譬如，糖尿病患者。

在吃完葡萄後，最少要在 4 小時之後再吃海鮮類產品，謹防兩種食物中的物質相互反應，影響健康。

香蕉 —— 消除疲勞

為什麼要吃

香蕉在某些熱帶地區是作為主要食品存在的。香蕉中含有很多營養物

質，碳水化合物、蛋白質、脂類、微量元素和維他命的含量都很豐富。總體來說，香蕉的營養價值是很高的，並且涉及的方面是極其廣泛的。它對於人體的免疫力也是有貢獻的，還有維他命 A，可以促進身體的成長。它還有促進消化系統的功效，使人的食慾上升，並且幫助消化。

到底怎麼吃

香蕉皮：

1　香蕉皮可以把水中存在的重金屬等物質清除出去的。經過研究發現，把香蕉皮切碎，放入水中，可以有效地吸附水中的重金屬物質，淨化飲用水。更難得的是，香蕉皮還可以重複利用，不會降低它的作用。而這種淨化作用和目前的淨水方法做比較，不僅減少了耗材，而且性能很好。

2　香蕉皮還有解酒的功效。用水煮食 60 克香蕉皮，喝下香蕉皮的水，就有清醒大腦、明亮眼睛的功效。

3　香蕉皮對於皮膚的瘙癢也有一定的療效。它的裡面有大量的蕉皮素，有非常好的抑制細菌和真菌效果。利用新鮮的香蕉皮搗成泥末，煎水洗或在瘙癢處反覆摩擦連續數日就會出現明顯的效果。

4　晒乾的香蕉皮與火炭母一起加水，煲熱後再加入適量的糖，適當調味，對於口腔發炎、潰瘍一類的疾病有明顯的效果，在一定的程度上還有通腸的效果。

5　如果想要自己乾燥的肌膚變得光滑細膩，可以用香蕉皮內面敷在自己的肌膚上，大約 10 分鐘的時間，然後，再用清水清洗，長期如此可以使自己的肌膚有所改變。

香蕉果肉：

1　香蕉內含有較多的降低血壓的鉀離子，大量的鉀離子可以抑制血壓升

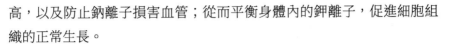

高，以及防止鈉離子損害血管；從而平衡身體內的鉀離子，促進細胞組織的正常生長。

2　經過大量的研究證明，多吃香蕉可以有效地抑制低血壓、高血壓、心血管等疾病的發生。

3　香蕉能夠長時間提供熱量，所以早餐可以食用一些。又因為香蕉內的卡路里相當的低，不會使人體增肥，有利於人們保持身材。

4　香蕉屬於性寒的水果，適於燥熱人士食用。而且香蕉含有大量的澱粉質，有助於清熱潤腸，促使腸胃運動，治療便祕。香蕉肉有利於痔瘡出血者、因為燥熱而致胎動不安者食用，而脾虛泄瀉者應該盡量少吃或不吃為宜。

　　身體燥熱者可一日一香蕉，但是如果擔心香蕉性寒，吃大蕉（通便力更強）、皇帝蕉等其他品種也和香蕉有一樣的功效。

5　「快樂食品」。有研究顯示，我們食用的香蕉裡面，含有大量促進大腦分泌腦內啡的化學物質，這種物質可以治療憂鬱和緩解情緒不安。

　　這是因為香蕉在人體內產生能夠刺激神經系統，間接能夠為人帶來快樂、安靜、瞌睡等資訊指令的化學成分 ── 血清素，它還有鎮痛的效果。所以，香蕉在食品中還有「快樂食品」的稱號。

芭樂 ── 軟化血管，降低血脂

為什麼要吃

　　芭樂的果實中含有大量的營養物質，其中含有的維他命 C 的含量是蘋果的 1 ～ 2 倍，而含有較少的脂肪、蛋白質。芭樂內可食用的膳食類有很高的含量，大約為 4.8%。與玉米之類的粗糧相比，芭樂所含有的膳食纖維具有很高的水溶性，在人體內不會被消化酶分解，並且還可以吸收水

分，增加糞便體積，有效地防止便祕，緩解腹瀉的症狀，並且腸道中的細菌產生維他命 B，也是必須利用這些纖維素進行發酵的。同時研究發現，芭樂汁含有比綠茶還高的抗衰老和防治癌症的超級明星 —— 多酚。

　　有學者研究證明，只要是連續不間斷的飲用兩週的 2 ～ 3 盎司芭樂汁，可以將氧化過程減緩 40%，並且還可以減少已經沉積的氧化膽固醇。

　　芭樂還含有大量能夠減少體內自由基所造成的氧化損傷，以及有利於美白和延緩衰老物質的礦物質和抗氧化成分 —— 紅石榴多酚和花青素。

到底怎麼吃

1　芭樂是介於梨子與棗子之間的一種水果，內含有許多的抗氧化物，有利於美白肌膚、滋潤肌膚、延緩肌膚老化的功效，它有許多的食用方法，整顆食用是其中最簡單的一種方法，還可以當作蔬菜食用。

2　我們可以把芭樂切成薄片，又可以切成顆粒，或者是一些不規則的小塊，以及自己喜歡的圖案等，使用牙籤或叉子插取，小塊的品嘗，這種方法不僅使口感變得更加香脆味美，看起來更加優雅。還可以根據自己的口味愛好不同，自己選擇加入一些細鹽巴、鹹梅、鹹梅粉等加以調味，還能夠放到冰箱裡面，取出後的食物味道更加可口。

3　芭樂還可以做成飲料來食用，將準備好的芭樂放入果汁機當中，之後再放入適量的冷水，然後依照個人的口味，加入適量的冰糖、牛奶和蜂蜜之類的調味品再進行飲用，不僅芳香可口，而且經常飲用芭樂汁有助於滋養皮膚，使肌膚恢復光澤。

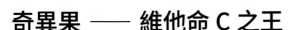

奇異果 ── 維他命 C 之王

為什麼要吃

奇異果不但是可食用的水果且還有保健作用。它原產於中國，在李時珍的《本草綱目》中記載「其形如梨，其色如桃，而獼猴喜食」。不僅如此，每個朝代的醫學典籍中都有關於奇異果的功效性味的詳細記載，是一種有較高藥用價值的水果。

奇異果可以直接吃，也可以製成水果類的食品，比如說果汁、果醬等。奇異果的味道很甜，有非常濃的香味，果汁的含量也非常豐富。在奇異果裡含有豐富的營養元素，比如說蛋白質、鈣、醣類、鉀、鐵、磷等，都占有非常多的量。尤其是在它的果肉裡面，還含有豐富的葉酸、維他命 C、胡蘿蔔素等。

醫學家研究發現，食用奇異果對肝炎、尿道結石、心腦血管、麻風病等，並且對降低血液中膽固醇有非常神奇的療效。研究還發現，奇異果的全身都可入藥，枝、葉、莖對於腸道類的癌症有輔助治療作用。

特別引人注意的是，育齡女性的最佳營養食品就是奇異果。裡面的葉酸是一種可溶性維他命 B 群，對於人體細胞的增加分裂有很大作用。孕婦體內葉酸含量低可能導致胎兒出現唇腭裂、心臟缺陷、體重過輕等症狀。而奇異果中的葉酸含量非常豐富，是孕婦最佳的營養食品。還有對細胞合成能發揮非常大的作用的核酸、蛋白質、胺基酸，這些都是胎兒生長發育不可缺少的元素。

育齡婦女在孕前或懷孕期間，如果經常吃奇異果，對預防兒童各種先天缺陷疾病有輔助作用。奇異果中有三種可抗氧化的維他命。胡蘿蔔素可

以提高人體免疫力，有助於胎兒眼睛的發育；還有提高身體抵抗力的維他命 E 和維他命 B，有助於人體糖分的吸收，為胎兒補充營養。

此外，奇異果中的醣類、酚類以及礦物質可以有效地修復細胞膜、免疫細胞。所以，孕婦應該經常吃奇異果。

到底怎麼吃

奇異果屬於帶毛刺的水果，所以在吃法上面是有講究的。

1　切開，用小湯匙挖著吃。

2　如果家裡面有攪拌機的話，我們可以在攪拌之後再吃。特別是把奇異果和蘋果一起攪拌，這樣的果泥是非常有營養的，而且奇異果和蘋果的營養成分還可以有效互補。

3　奇異果最好是當季吃，反季節出現的水果往往會加入一些藥劑。

千萬要注意

即使奇異果的營養物質非常豐富，也不是說所有人都適合吃奇異果。經過一些調查發現，一些兒童在吃完奇異果以後，就會有腹瀉的症狀，有的人還會有虛脫的現象。奇異果營養價值固然很高，但是不是適合所有的人食用。由於奇異果性味寒甜，所以脾胃比較虛寒的人，經常腹瀉的人，月經流量過多的婦女，或者是習慣性流產的病人也不適合吃奇異果。

據調查發現，有的兒童吃過奇異果後會有過敏的反應，甚至導致虛脫。但是還沒有因為吃奇異果而引起腹瀉死亡的案例。

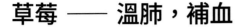

草莓 —— 溫肺，補血

為什麼要吃

　　草莓中的營養物質比較容易被人體消化吸收，因此，多吃後不會有受涼或是上火等不良反應，適用族群比較普遍。由於草莓中的營養元素非常豐富，是春季養生的佳品，因此被稱之為「春季第一水果」。

　　在李時珍的《本草綱目》中記載，草莓的功效有補血、溫肺、健脾、益氣，對於體質虛弱者以及老人孩子，都是滋補的最佳選擇。草莓中營養元素分配均勻，其中維他命 C 的含量大約是等量葡萄、西瓜或者是蘋果的十幾倍，不光如此，草莓裡的果糖、鐵、葡萄糖、檸檬酸等物質，可以有效的治療春季多發的咳嗽肺熱、長瘡瘡、喉嚨痛等。同時，因為草莓中有鐵元素，所以適合貧血的族群食用。脾胃不和、咳嗽肺寒的人不適合多吃草莓。

到底怎麼吃

吃草莓要注意兩點

　　首先不要買形狀奇怪的草莓。生長正常的草莓的形狀是呈心形，但是有一些草莓比較大顆，顏色很鮮豔的，形狀怪異，咬開之後卻是空心的。這種草莓大多是因為濫用激素造成的，經常吃這種草莓，對人體的健康非常有害。尤其是對兒童和孕婦來說，不可以食用形狀怪異的草莓。

　　其次，草莓是一種低矮莖植物，雖然生長的環境是覆蓋地膜的，但是還是會受到細菌和泥土的汙染，因此在吃草莓以前一定要洗淨。

你可能不知道

如何正確清洗草莓

我們是如何洗草莓呢？一般人都會把草莓上的葉片摘掉，然後在水中浸泡。其實，這種方法並不好。因為把蒂頭去掉，再放到水中浸泡，農藥殘留可能就會順著水流，進入到草莓果實裡，這樣受到汙染的程度會更大。

正確清洗草莓的方法是，草莓不能去蒂頭，浸泡在清水中約 15 分鐘，這樣可以溶解表面的農藥。然後去掉蒂頭，再放入鹽水浸泡 3 分鐘左右，最後用清水沖洗乾淨，即可食用。在清洗草莓的時候，不要用手去搓揉，也不要用清潔劑。

木瓜 —— 護肝抗腫瘤

為什麼要吃

木瓜的 5 大法寶

富含維他命 C

木瓜中維他命 C 的含量是蘋果維他命 C 含量的 50 倍左右。而維他命 C 有很多功效，能夠有效的增加肝細胞的抵抗能力和氧化自由基，有效的穩定肝細胞膜，促進肝細胞的再生與醣類合成，發揮修復肝臟的作用。

富含多種胺基酸

慢性肝病患者一般都帶有不同程度的營養不良，胺基酸缺乏等情況。木瓜中的胺基酸種類豐富，都是人體所必需的，對肝病患者的營養不足有

補充作用。

富含齊墩果酸

齊墩果酸的主要功效是抗炎抑菌、護肝降脂。

促進消化

木瓜裡的白色汁液中有蛋白酶，對肉食中的蛋白質有分解作用。慢性肝病患者會出現飯後飽脹、胃腸功能不適、食慾減退等症狀，木瓜中的蛋白酶有改善這一症狀的功效，促進消化吸收。

抗癌作用

亞硝胺是癌症的誘因之一，而木瓜有阻止亞硝胺合成的功效，對於癌症有防治作用。

孕婦的健康飲食 —— 木瓜

木瓜一直都是女性朋友推崇的一種水果，被廣大女性所喜愛。但是婦科專家提醒女性朋友，在懷孕的前三個月，最好不要吃木瓜。

木瓜屬性寒涼，所以體虛、胃寒的族群不可多吃，容易引起胃部不適和腹瀉。孕婦吃寒性食物可能會影響身體健康。

而且，經過科學研究，木瓜中的一種叫做木瓜苷的物質會使子宮收縮，因此，為了防止流產或者早產，孕婦在孕期時不要吃木瓜，不管是否有加熱；因為，即便木瓜是熟的，也不會破壞其中的木瓜苷。

木瓜裡面還有女性荷爾蒙，容易影響到女性體內荷爾蒙的變化，尤其是青木瓜，是禁止孕婦食用的，它不僅可能損害到胎兒健康，嚴重的就會導致流產。在東南亞的一些地區，居民把木瓜當作避孕的藥品，由此可見，木瓜對孕婦是非常有害的。

到底怎麼吃

我們可以把八分熟的木瓜切成數瓣，去皮，刮瓤，切成鮮果盤。口感不僅軟滑、多汁，而且又香又甜。

假如我們一次吃不完的話，剩下的部分最好不要去皮、刮瓤，可以用保鮮膜包上，放入冰箱冷藏，但是一定要在幾天之後盡快吃完。切忌選擇冷凍保存，以免口感不好。有一些經過冬寒的木瓜，我們吃的時候可能略帶苦味，這屬於正常現象。

荔枝 ── 美容祛斑

為什麼要吃

荔枝肉中蛋白質和維他命 C 的含量豐富，可有效地提高人體免疫力，提高抗病能力；維他命的含量也很豐富，對微血管中的血液有促進循環的作用，減少了雀斑生長的機率，讓皮膚更加光滑。

荔枝果肉的功效有補血理氣、益肝補脾、止痛溫中、安神補心。中老年人、體弱多病的人比較適合食用；對於產後虛血的婦女也是「良藥」。

從古至今，荔枝在人們眼裡都是水果佳品，但是如果過量食用就會容易患「荔枝病」。

到底怎麼吃

1　食用荔枝不上火的方法，就是在天還沒亮之前，露水還在荔枝上的時候食用，這樣就不會上火。據說，這是荔枝吸收了一天的陽光，並且度過黑夜，熱性就減退了，這時候荔枝的口感最好，不僅入口味美，而且不會上火。

2　把剛採摘下來的荔枝放入器皿中，並且放入寒泉或冷泉裡，第二天食用，也不會上火。不僅可以去燥氣，還有補陰的功效。詩人屈大均曾經說過：「露井寒泉百尺深，摘來經宿井中沉，日精化作月華冷，多食令人補太陰。」

3　在食用荔枝以前喝一些鹽水、涼茶，或者是綠豆湯、冬瓜湯等，都可以有效的防止上火。或者吃荔枝的時候，多喝鹽水，也可以用 20 ～ 30 克肉煮湯喝，或者加蜜餞做湯，都可以防止吃荔枝上火。

4　吃鹹魚也可以防止上火，配著曹白鹹魚煮飯吃，或者是煲湯，煲粥都可以。

5　把新鮮的荔枝葉或是荔枝殼煮水服用，也可以有效地防止吃荔枝上火。

6　吃朝東向樹冠的荔枝，可以有效地減輕燥氣。荔枝會吸收日光，尤其喜歡吸收西邊的陽光，西邊的果實最先成熟。經常品嘗荔枝的人，都愛選擇西邊樹冠的荔枝，因為這個方向的荔枝口感好。但是容易上火的人，就應該吃東邊樹冠上的荔枝。

7　在荔枝殼上有一層白色的薄膜，與果肉一起吃就不會上火，果膜味道雖然澀，但是與果肉一起吃，口感就會好一些。吃完荔枝之後，把凹進去的蒂頭果肉一起吃掉，也有防止上火的作用。

8　陰虛火旺的人最好慎食荔枝。比如患有生瘡、傷風感冒，或者是長青春痘的人，不宜吃荔枝，吃了會讓病情加重，特別是兒童。特別注意的是，急性尿道炎的患者也要慎食。

千萬要注意

醫學家謝肇淛在《五雜俎》中記載，吃荔枝降火的方法，「吃荔枝過多內熱，當以鹹物下之」。

我們將放入清水的盆子里加 3 勺食鹽，然後將荔枝放入盆中浸泡約

30 分鐘，荔枝肉中有一種叫做荔枝酸的成分，鹽水可以有效的分解這種荔枝酸。吃了浸泡鹽水的荔枝，人體內就不容易累積酸性物質，從而有效地防止在代謝作用下的酸中毒，不容易上火。

如果不放在鹽水中浸泡，吃完荔枝後，應該喝一些鹽水。

最好不要空腹吃荔枝，應飯後半小時食用。需要注意的是，食用最多不能超過 10 顆，多吃容易肝火旺盛，喉乾舌燥，嚴重的情況下就會出現四肢無力、噁心嘔吐、暈眩等不良反應。

尤其對於兒童來講，吃 3 ～ 4 粒就可以，吃多就容易體內燥熱。燥熱陰虛、體熱溼寒的體質不宜多吃，與此同時，胃脹反酸的人和糖尿病人吃荔枝更應該慎重。

哈密瓜 ── 消暑止渴

為什麼要吃

哈密瓜是葫蘆科植物中的一種，也是甜瓜的一種。維吾爾語稱「庫洪」，產生於突厥語「卡波」，用漢語翻譯過就是「甜瓜」的意思。主要產區在新疆、敦煌一帶。

新疆的大部分地區都會種植哈密瓜，只有少數的高寒地帶不能夠種植。在新疆，、種植哈密瓜最具盛名的就是吐魯番窪地了。

新疆的哈密瓜的品種是非常多的，大約有 180 多個品種，而這些的品種按照成熟季節的不同還可以分為早熟瓜和晚熟瓜。冬天的時候，哈密瓜的儲藏時間會變得更加長一些，新疆的人們通常會把冬季的哈密瓜存起來，等到來年春天的時候拿出來吃，依舊是非常的新鮮。

哈密瓜通常被稱之為「瓜中之王」，含糖量也是非常的高。而且瓜的形態各異，風味也是不同的，有些瓜是奶油味的，有一些瓜是檸檬味的，但是這些瓜都有一個共同的特點，那就是十分甘甜，因此這些瓜在世界各地也享有很高的榮譽。

到底怎麼吃

冰拌哈密瓜

材料：哈密瓜、李子。

做法：李子洗淨之後切成塊，哈密瓜肉切成塊，與冰塊一起打成冰沙，放入盤中即可。

哈密瓜百合湯

材料：哈密瓜、百合、鹽、陳皮。

做法：1. 把哈密瓜洗淨去皮，去籽，切成塊；

2. 陳皮浸軟，百合洗乾淨，備用；

3. 鍋中放入適量的清水，加入哈密瓜、陳皮、百合，開大火煮半小時左右；

4. 再用慢火煮 2 小時，放入鹽調味，即可。

你可能不知道

有些人會認為孕婦是不能夠吃哈密瓜的，其實不是這樣的，孕婦可以吃哈密瓜，但是要少吃，因為哈密瓜中的含糖量是非常高的，而孕婦講究的則是營養均衡，葷素搭配。這樣才能保證孕婦每日能夠獲得足夠

的營養。

哈密瓜內的礦物質含量是非常豐富的，例如鈣、磷、鐵的含量是其他水果不能比的，因此哈密瓜的藥用價值非常高，所以說，哈密瓜也是孕婦的保健品，食用哈密瓜可以有效的防止母體有貧血的症狀。

哈密瓜的汁液也是非常多的，這樣的汁液可以促進腸胃的活動，因此非常有利於消化。若是孕婦因為妊娠而不想吃東西的時候，就可以適當的吃些哈密瓜，這是一種很好的能夠促進食慾的天然藥品。

除此之外，哈密瓜還可以清涼消暑、生津止渴，利小便等，這些恰恰能讓孕婦在懷孕期間保持身心的愉快，剛好有穩胎的作用。

但是，並不是所有的人都適合吃哈密瓜，主要是由於哈密瓜的含糖量太高了，因此患有糖尿病的孕婦還是不要吃。另外，哈密瓜是寒性食物，所以不能夠吃得太多，吃太多很可能就會引起腹痛腹瀉的症狀。

懷孕是一個特殊的時期，因此很多的東西還是少吃為好，食用量只要控制在一定的範圍內，就不會有太大的問題，因此，身處懷孕期間的女性，一定要控制好自己的嘴。

香瓜 —— 消暑熱，解煩渴

為什麼要吃

香瓜在某些方面和西瓜是一樣的，都是夏天用來消暑的水果，根據檢測，香瓜的水分和蛋白質都沒有西瓜中的含量多，但是其他的營養物質的含量都遠遠超過了西瓜，而且香瓜中含有一些香物質，這使香瓜的香氣非常的濃郁，因此可以讓人增加食慾。

在夏天這個乾燥的季節，就應該多吃一些香瓜，因為香瓜可以調節人體的心臟和肝臟，同時還能夠促進腸胃的蠕動，還具有分泌和造血的功能。而且中醫學上認為，香瓜還具有清熱解毒、消暑利便的功效。

香瓜的吃法有多種選擇，可以直接吃，也可以與其他的水果一起拌成沙拉，這些在夏天都是非常好的吃法。

到底怎麼吃

香瓜的果實主要含有脂肪、醣類、蛋白質、維他命 B、維他命 C、有機酸類、胡蘿蔔素、磷、鈉等營養成分。而且，甜瓜吃起來質脆水多，味甜氣香，非常好吃，當然，我們除了選擇直接食用外，還可以打成果汁、製果醬、製罐頭、醃晒做成果乾等。

西瓜 —— 消暑止渴

為什麼要吃

西瓜可以說是一種天然的藥材，它的瓜瓤、瓜皮和瓜籽都是藥材的原料。古代的醫書當中，也存在著很多將西瓜用作藥材的例子，因為解暑止渴、利小便、解酒毒等一系列的功效。

現代醫學證明，西瓜確實是有上述的那些功效，並且還被廣泛的應用到了現在的醫學技術上。因為西瓜可以利尿消腫，因此就可以有效的幫人體排出溼氣，同時也可以將身體內多餘的水分一起帶到體外，這就是一個排毒的過程。

西瓜皮也可以用來消暑，將西瓜皮切成絲或者是小薄片，然後洗乾淨放進水裡煮沸，之後再放入些許番茄或是雞蛋，就是一道美味的夏季

第六章 水果乾果類食物，美味滋補可兼得

消暑湯。

西瓜籽具有降血壓的作用，無論是將西瓜籽做湯，生吃，還是炒熟了吃，效果都是一樣的，都有降血壓的作用。

到底怎麼吃

1 糖尿病人：西瓜含有很多的糖，例如：葡萄糖、果糖，所以食用西瓜，血糖會相應的有所增加。身體健康的人能夠分泌出胰島素，控制血糖、尿糖的升高。而對於糖尿病人來說一定要管好自己的嘴，如若不然，食用過量，不僅會使血糖升高，甚至會因為出現代謝紊亂而導致酸中毒，甚至是危及生命。

　對於糖尿病人，他們每天攝取的碳水化合物的量都是要秤重計量的，因此，如果一天之中食用了很多西瓜，那麼就要在其他飲食上減少醣類的攝取，避免發生危險。

2 腎功能不全者：專家提示，腎功能不全的人，無法很好的排出身體裡面的水分，所以患者的身體會因為身體內水分太多而出現水腫的狀況。若是這類患者攝食過多的西瓜，西瓜的水分就會積在身體裡面，很難馬上排出水分，不僅會加重病情，還很容易導致急性心臟衰竭。所以，如果你是腎功能不全的患者，就不要冒險吃西瓜了。

3 處在感冒前期的病人不宜吃西瓜：在中醫看來，任何傷風感冒，在初期都要使用從表而解的發散方式治療。所以雖然西瓜可以清熱，但是在感冒初期食用就會使病情惡化，耽誤治病。

4 患有口腔潰瘍的病人不宜吃西瓜：口腔潰瘍之所以會發生，正是因為陰虛內熱、虛火上擾而導致的。西瓜是有利尿作用的水果，若是在口腔潰瘍的時候大量的吃西瓜，就會將口腔原本需要的水分排出去，就會加重病情。

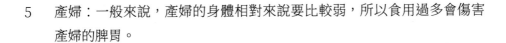

5　產婦：一般來說，產婦的身體相對來說要比較弱，所以食用過多會傷害
　　產婦的脾胃。

橘子 ── 補充維他命，增強抵抗力

為什麼要吃

在秋季這個豐收的季節，市場上都叫賣著各式各樣的水果，橘子也是
其中的一員。其實，隨著科技的快速發展，任何季節我們都可以品嘗到橘
子。橘子各部位都是很珍貴的。

在中醫看來，橘子不僅可以潤肺止渴、通絡化痰，還可以健脾利胃。
如果你家中有年邁的老人、患有急慢性支氣管炎或心血管疾病的親屬，可
以多買些橘子給他們食用。

橘子不僅味道酸甜，而且還具有很高的藥用價值，它的皮、核、葉、
絡都可以作為藥材使用。它的果皮在中藥中叫陳皮，可以理氣去溼、化痰
解渴、健脾利胃，能夠醫治胸脅脹痛、疝氣、乳脹、胃痛、食積等病症。

它的果核可以散結、止痛，可用來醫治睪丸腫痛、乳腺炎易腫痛等病
症。它的絡，則可以通絡化痰、順氣活血，可以醫治痰滯咳嗽等症狀。除
此之外，在橘絡中有大量的維他命 P，所以患有高血壓的患者或老人可以
長期食用。

它的葉可以疏肝理氣、消腫解毒，能夠醫治乳房腫痛等症狀。其最外
層的皮去掉白色部分，可以理肺氣、袪痰，一般用來醫治咳嗽等症。

橘子吃起來是甜甜的、酸酸的，因為在它裡面含有大量的醣類，例
如：葡萄糖、果糖、蔗糖，檸檬酸等。

有人發現，如果每個人每天攝食一個橘子，能夠遠離一些癌症。

橘子雖然好，但是也不能沒有節制的食用，因為食用過多很容易造成口舌乾燥、咽喉疼痛等症狀。有節制的食用，才可以促進食慾，強身健體。多吃對身體百害而無一利。如果你很容易就會上火，或者患有高血壓，可以食用柑橘，這樣不僅能夠促進肝臟解毒，還可以預防動脈硬化。

到底怎麼吃

1. 控制食用量

研究證明，如果你每天可以食用三個橘子，那麼這一天的維他命 C 的攝取量就足夠了。不可以食用太多，否則，人體內代謝的草酸就會隨之增加，會造成尿結石、腎結石。除此之外，也會使我們的口腔和牙齒受到損傷。

2. 不宜與蘿蔔一起吃

蘿蔔會在人的身體中生成硫酸鹽，而它又可以進行代謝，生成硫氰酸鹽，可以抑制甲狀腺。而橘子會在人的身體中消化分解，將類黃酮物質轉化成為羥基苯甲酸和阿魏酸，它們可以促進硫氰酸鹽對於甲狀腺的抑制作用，如果兩者同食，就會引發甲狀腺腫。

3. 橘子不能與牛奶一起吃

這是因為牛奶當中的蛋白質含量比較高，橘子中的維他命 C 的含量比較高，二者同食會使維他命 C 與蛋白質發生反應，凝結成塊，影響消化吸收，嚴重的還會引起腹脹、腹瀉等症狀。

4. 飯前或者空腹不宜吃

橘子雖然對人體有很多的益處，經常吃效果更佳，但注意不能一次吃

太多。因為橘子當中的有機酸含量比較高，對胃黏膜可能會產生一定的刺激，所以為了保護我們的胃，建議大家不要空腹吃。

5. 老年人要少吃

老年人的體質相對要差一些，尤其是那些虛寒體質的老人盡量要少吃橘子，避免誘發腹痛、腰膝酸軟。

6. 陰虛體質的不要吃

中醫上講，橘子性溫。因此，橘子吃多了可能會上火，特別是陰虛陽盛體質的人，盡量少吃，否則可能出現口角生瘡、咽喉乾痛、便祕等症狀。其實這樣的人可以選擇吃一些柑橘，可以避免上火。

尤其是孩子，吃得過多會出現牙周炎、舌炎、咽炎等症狀，要停一段時間再吃。

除此之外，橘子中還含有較多的胡蘿蔔素，一次大量攝取或是短時間連續攝取就會導致血液中的胡蘿蔔素含量過高，很有可能導致皮膚發黃。如果遇到這種情況，我們應該暫時停止對柑橘類水果的攝取，多喝些水，減少攝取胡蘿蔔素含量高的食物，一個月左右，皮膚的顏色就又會恢復正常。

柳丁 ── 補充維他命，增強抵抗力

為什麼要吃

橙瓣沙拉能增強免疫力

柳丁的果肉和果皮中含有絕大部分水果所擁有的營養成分，不但可以

增強人體免疫力，促進傷口癒合，加速病體痊癒，還可以補充膳食纖維，通腸道，助排毒。有抽菸習慣的人應該多吃柳丁，有胃炎和膽囊疾病的人們則要少吃。

加鹽的柳橙汁可迅速補充體力

運動之後，體力降低，體能下降，一杯新鮮的柳橙汁可助你快速恢復體力，解除疲乏，柳橙汁富含果糖，能補充體力，止渴提神。

新鮮的柳橙汁不應放置過久，超過半小時則營養下降，即時飲用為佳。剛榨好的柳橙汁暴露在空氣中維他命 C 會被空氣中的氧氣降低，如果往裡面加入一點點鹽，飲用效果會很好。

到底怎麼吃

柳橙汁做卸妝水能夠深層潔膚

把毛巾用柳橙汁浸溼後慢慢擦拭面部皮膚，五分鐘後，待皮膚充分吸收柳橙汁後用清水洗乾淨，一來是發揮了卸妝的作用，二來能夠深層清理面部皮膚的油脂和汗垢，達到深層潔淨的目的，柳橙汁不會引起過敏，即使是敏感的膚質也可以安心使用。記住：用柳橙汁洗臉後不應該去接受強烈的紫外線的親吻。

用橙籽做面膜能緊緻肌膚

橙籽也有讓人意想不到的功效。將一定量的橙籽弄成粉末（可以自己研磨或使用攪拌機），加入蒸餾水成糊狀，均勻塗抹在臉上製成橙籽面膜。每七天做一到兩次這樣的面膜，能夠增強皮膚微血管的抵抗力，得到緊緻肌膚的效果。皮膚過敏的人想使用這種面膜可以先做一下皮膚測試，

先將橙籽面膜塗於耳後或手腕處，6 到 15 分鐘內如果沒有感到不適就可以放心地使用橙籽面膜了。

橙籽粉可治療風溼

風乾後的橙籽可焙炒，不要炒焦，盡量將橙籽的油分弄乾，之後研磨成末，用開水泡著喝，每次 3 到 5 克，每天堅持喝，能夠緩解和治療風溼疾病。

橙瓣做眼膜可補充眼部水分

取適量的鮮橙，切成薄片，敷在眼皮上可當眼膜，輕輕按壓，有助吸收，這樣一邊促進眼部皮膚的血液循環，一邊補充眼部水分，讓眼睛有一個舒適溼潤的環境。

你可能不知道

吃柳丁防中風

英國人在一項研究中發現，食用柳橙汁和其他柑橘類水果能降低中風的機率。

在這項長達 14 年的研究中，共有 7 萬左右的女性參加調查和試驗，研究結果顯示，這些經常吃柑橘類水果的女性與不吃柑橘類的女性相比，中風的機率少了 10%。

這項研究的負責人介紹道，柑橘類水果中所含有的類黃酮具有降低中風機率的效用。

在所有水果當中，柑橘類水果所含有的類黃酮較多，柳丁和葡萄柚

又是柑橘類水果當中的佼佼者，它們當中一顆果實含有 45 ～ 50 毫克的類黃酮。

　　類黃酮能夠改善人體血管功能，並可以減少炎症的發生。而血管功能非正常化和炎症都是讓人中風偏癱的主要因素。該研究負責人還表示，柑橘類的水果直接吃比榨成果汁喝更有風味和效果，新鮮的水果當中類黃酮的含量會更多。

柚子 —— 降脂降糖

為什麼要吃

1　柚子富含的維他命 C，可以用來降低人體血液中的膽固醇含量。

2　柚子富含人體必需的微量元素鉀，是高血壓患者所依賴的，它所含的鈉接近於零，是心腦血管患者及腎臟病患者所能接受的最好的食療水果。

3　柚子當中還含有維他命 P，維他命 P 可以加強皮膚毛細孔的修復，能夠讓受到創傷的皮膚組織快速復原。

4　柚子當中的果膠一來可以降低低密度的脂蛋白含量，二來還有維護動脈壁的功效。

5　柚子能夠幫助人體更有效地吸收鈣質和鐵質，可以達到增強體質的效果。柚子所含有的天然葉酸有著防治貧血症和保胎養胎的神奇功效。

6　柚子的果肉裡還含有一種鉻元素，有類似於胰島素的作用，能夠降低血糖，對糖尿病患者具有一定保養功效。

到底怎麼吃

　　吃柚子其實是很有講究的：太苦的柚子不宜吃；而且一次性吃的量太多，就會影響肝臟的解毒功能，讓肝臟受到損傷，嚴重的話甚至還會出頭

昏、噁心、心悸、心跳過快、倦怠乏力、血壓降低等中毒症狀。

除此之外，由於袖子的味酸，很容易生痰，所以，風寒感冒和哮喘多痰的人不要吃得太多，而且，柚子本身就具有滑腸致瀉的作用，所以，腹瀉的患者忌吃柚子。

你可能不知道

蜂蜜柚子茶的由來

今天人們熟知的蜂蜜柚子茶源自於韓國，蜂蜜柚子茶風味獨特，純天然品質，以健康養生為賣點在日本和韓國都十分暢銷。

蜂蜜柚子茶成為了所謂的時尚飲品，深受許多人的喜愛。

柚子的營養價值是不可否認的，在中醫看來，柚子的果肉甘酸，屬性偏寒，無毒，能夠化痰潤肺、理氣補血、強健脾胃。有治療食慾不振、消化不良的作用。作用於肺時，則祛痰止渴，理氣解鬱。

患有腦血管疾病的中老年朋友常吃柚子可預防腦中風，也可預防腸癌和胃癌。

孕婦常吃柚子有哪些好處

1 妊娠期的婦女需要不斷補充各種維他命，柚子富含多種維他命和礦物質，是孕婦們所需要的。

2 孕婦在感冒時大多不敢亂吃藥，而柚子在此時可大顯身手，它可以潤肺止咳，治癒感冒。在乾燥的秋冬季節裡，柚子可以拿來降火，防治口腔潰瘍。

3 新鮮的柚子當中含有類似胰島素的鉻元素，是糖尿病者的最佳食療水

果，針對那些有糖尿病的孕婦，柚子就是上佳的安全水果。

4　孕婦在妊娠期間易發生貧血現象，柚子能夠有效防治貧血，還能保胎養胎，讓寶寶在媽媽肚子裡健康安全地發育。柚子還能幫助人體吸收鈣質和鐵質，強健體魄。

節制飲食是一直不變的話題，柚子雖然是女性朋友在懷孕期間可以放心吃的水果，但也是不能多吃的，柚子屬寒性食物，身體虛弱有寒氣的人不能夠貪食。每天攝取 1/4 的柚子就足夠了，多吃無益，有一些孕婦還會有吃了柚子便祕的困擾。

檸檬 —— 美白瘦身

為什麼要吃

檸檬好吃又減肥

檸檬也是富含維他命 C 的水果，它的功能和效用早在大航海時代就為人們所熟知。檸檬的美容功效也是眾人選擇它的原因之一。檸檬中的維他命和礦物質也可以幫助減肥，只要搭配得好，不光讓人享受到檸檬的美味和營養，更可以輕輕鬆鬆減掉不需要的肥肉，擁有曼妙身姿。

檸檬醋

檸檬醋是一種好喝的飲品，這種醋類飲料通常會具備美容養顏、減肥塑身的功效。檸檬易保存，維他命 C 含量較高，牙齦出血可以拿檸檬防治，檸檬還具有美白的功效，可以減少黑斑和雀斑的沉澱。

檸檬的果皮還含有豐富的鈣質，想要更好地利用檸檬的營養價值，連

皮一起榨汁是不錯的選擇。檸檬和醋一樣有減肥的作用，檸檬醋能夠養顏美白，稱得上是一種健康飲品。飯後一小杯，可提神養氣，使人容光煥發，看起來神采飛揚，有韻味。只是要小心，檸檬和醋都是酸性物質，空腹喝會傷及腸胃。

到底怎麼吃

檸檬片泡水喝已經不稀奇了，檸檬片當中維他命含量十分豐富，能夠美容養顏，防止黑色素沉澱，美白亮膚。檸檬水也可以緩解鈣離子，使血液成型，可預防心血管疾病，輔助治療高血壓和防治心肌梗塞。檸檬水當中含有檸檬酸，這種物質可以有效地破壞鹽結晶，阻斷腎結石的形成之路，長期服用檸檬水甚至可以治療慢性腎結石。

國外的泌尿學會在一次年會上展示的研究成果也證實了常喝檸檬類的飲料可以提高某些物質的水準，這些物質就是檸檬酸鉀，而它恰恰是可以有效預防腎結石的。

正因為檸檬富含維他命 C，所以具備提高免疫力和促進骨膠原蛋白生成的功效，還能抗菌抑菌，保持一個喝檸檬水的習慣便可有效補充維他命 C。感冒時，多喝點檸檬水好得快，感冒剛開始的時候多喝檸檬水甚至可以自癒。

檸檬除了以上說的功效還具備健胃消食、生津解渴防暑的作用。檸檬還能夠化痰潤肺止咳，並且效果比柳丁和柑橘還要好。將檸檬汁兌溫開水加鹽，喝了可以將喉嚨裡的黏稠物化掉，隨著咳嗽而出。因而在感冒之初大家可以用檸檬加蜜糖泡水喝，能及時地解決咽部疼痛、喉嚨乾等症狀。

蘋果 ──「全科醫生」

為什麼要吃

蘋果是女生在減肥期間最好的食物了，一個成年人拳頭大小的蘋果當中只含有 60 到 1000 卡的熱量，沒有脂肪，也沒有鈉。

在國外一所大學裡進行了一項關於減肥的研究，研究者把體重超標的中年女性分成了三個食物標準不一的小組，不過每個小組每天都只吃低熱量的食物，第一組的食物是 3 個蘋果，第二組是 3 個梨子，第三組是 3 塊餅乾，為了方便研究，所選取的這 3 種食品的膳食纖維的含量是一樣的。過了 3 個月後，第一組和第二組的被研究者體重少了一公斤多，而第三組的被研究者體重則無明顯變化，由此可見蘋果和梨子是可以幫助減肥的。

蘋果不僅熱量低，還屬於高纖維食品，常吃蘋果不容易覺得餓，攝取的熱量少，有助於減肥。

到底怎麼吃

生活中，我們在食用和加工蘋果的時候，總是喜歡把果皮扔掉，可是研究發現，蘋果皮內含有豐富的抗氧化成分以及生物活性成分，吃蘋果皮對我們的健康是非常有幫助的。

而且，在蘋果皮當中含有很多的生物活性物質，比如：酚類物質、黃酮類物質，以及二十八烷醇等，這些活性物質可以有效抑制引起血壓升高的血管收縮素轉化酶，有助於預防慢性疾病，例如：心血管疾病、冠心病等。而且，蘋果皮的攝取也可以大大降低肺癌的發病率，所以，我們在食用蘋果的時候，最好把皮洗乾淨之後一起食用。

千萬要注意

忠告一：

選購蘋果可以優先考慮套袋處理的，被套袋的蘋果一般表皮乾淨而且損傷較少，受到的空氣汙染和農藥也較少。

忠告二：

秋天裡的蘋果吃起來比較讓人放心，因為那時候蘋果剛成熟，不需要對其進行保鮮處理，蘋果皮也是比較好吃的。需要注意的是進口的外國蘋果，這些蘋果要漂洋過海，必須要對其進行保鮮處理，而國外流行幫水果打蠟。

忠告三：

剛摘下來的蘋果在表皮會有一層天然果蠟，還有薄薄的一層果粉覆蓋在上面，看起來霧濛濛的，並不是光澤鮮麗的模樣。而市面上那些表面光鮮照人的蘋果都是經過打蠟上光和保鮮處理的，一來是為了延緩蘋果失水枯萎，二來是有一個好賣相，提高蘋果市場價值。對於那些表面發亮的蘋果，尤其是反季節蘋果，得準備一把好的水果刀和一手削水果皮的好技巧。

忠告四：

在購買蘋果時，選擇一些由綠色機構認證無公害的、有機的蘋果，這類蘋果殘留的農藥和重金屬較一般蘋果少，吃起來較放心。

梨子 —— 潤肺止咳

為什麼要吃

梨子向來就備受人們的喜愛，「百果之宗」指的就是梨子。梨子聞起來有股馨香，果肉鮮脆、果汁香甜，含有豐富的維他命 A、B、C、D、E。普通的一顆梨子當中維他命 C 的含量是每日健康生活需要攝取量的 1/10，並且富含鉀這類微量元素。

與蘋果相比，梨子當中也含有能夠保持人體健康的氧化劑。梨子味道香甜可口，可是所含的熱量和脂肪並不高，對於那些愛吃甜食又怕長胖的人來說，梨子是個非常不錯的選擇。

有維他命缺乏症的人應多吃梨子補充一下。那些因貧血而面色蒼白的人可以多吃梨子來恢復紅潤健康的面色。患有甲狀腺腫大的人也可以多吃梨子，梨子當中的碘在一定程度上能緩解病情。

梨子對便祕、消化不良、貧血、尿道結石等疾病也有一些療效。對於缺乏維他命 A 而引起的一些疾病一樣具有療效。

不僅如此，梨樹的葉子洗淨晒乾後，還能泡茶喝，可以利尿解毒，緩解尿道炎、膀胱炎和尿道結石等病情。中老年人身體器官功能衰退，多吃梨子有好處。

梨子也能夠淨化人體器官，為人體儲存鈣質，亦能使血管軟化，把更多的鈣質輸送給全身骨骼。

火旺咳嗽的人可以多吃一些梨潤肺止咳，效果很好。

纖維素在梨子當中的含量為 3%，這 3% 的纖維素多為非可溶性纖維，對於消化性疾病有較為突出的功效，它是人體內腸道的清道夫，還具

有清理腎臟垃圾的作用，能夠預防便祕，促進消化。便祕族群也應當多食用梨子，亦能幫助預防直腸癌和結腸癌。

到底怎麼吃

炎熱的夏天一降臨大地，各地的燒烤店紛紛出攤，門前熙熙攘攘，人來人往，十分熱鬧。一邊吃燒烤、一邊喝酒、一邊和朋友神吹胡侃，令人心情愉悅，無比舒暢。燒烤雖然美味，但是營養專家建議我們在享用過燒烤美食之後，需要去吃個梨子。

多環芳香烴是透過抽菸、吃燒烤後在人體內聚集的強致癌物，有一項調查的資料顯示：人體內的強致癌物多環芳香烴在食用過梨子之後會大大降低，如果是飲用加熱過的梨子汁效果會更好。專家認為，飯後吃梨子是一種健康的生活方式，尤其是現在人們生活水準提高、垃圾食品遍地的環境下，健康的生活方式更值得提倡了。

新鮮可口的梨子深受人們喜愛，梨子的果汁甘甜，果肉鮮嫩，富含各類維他命和膳食纖維及鈣、鐵、鉀、碘等人體所需的微量元素。常吃梨子，對於防便祕，排毒抗癌都有一定的功效。

有研究人員進行了一項針對抽菸者的實驗，在四天裡，被實驗者每天要吃一斤半的梨子，研究人員要測定他們吃梨子前尿液當中 1- 羥基芘的含量，1- 羥基芘是多環芳香烴的代謝物。實驗的結果是，抽煙 6 小時後食用梨子，人體血液中的 1- 羥基芘會隨著尿液大量排出體外，而不吃梨，1- 羥基芘就排出較少。讓實驗用的小白鼠喝加熱過的梨汁，小白鼠尿液中也可以排出大量的 1- 羥基芘，由此可見，梨子是能夠有效預防癌症。

當然，梨子還具有水果的一般特點，它所含的熱量和脂肪都很低，中

老年人在選擇水果時可優先考慮梨子，因為梨子可以幫助人體清理腎臟，軟化血管。梨子還能防治消化道疾病，食慾不振、消化不良、腸炎等都可以用梨來輔助治療。

營養學家還告訴我們，梨子雖好吃，亦不可貪食。梨屬寒，有風寒者、腹者瀉不宜多食，孕婦也要仔細斟酌，少吃為妙。

梨子能夠利尿，夜裡頻尿的人在休息之前可以適量地吃點梨子。

山楂 —— 健胃消食

為什麼要吃

一、山楂具有防癌、抗癌的功效。

近年來，研究人員的發現，山楂當中有一種名叫牡荊素的化合物，而這種化合物有很好的抗癌功效。

亞硝胺和黃麴毒素都是可怕的致癌物，研究人員透過多次試驗證明：從山楂裡提取的液體能夠積極破壞亞硝胺的合成，也可以將黃麴毒素的致癌作用抑制住。如此看來，有消化道癌症隱患的族群更需要常食用山楂，而已患有消化道癌症的朋友如果有消化不良的現象時，也可以用大米混合山楂煮成粥來食用，不僅可以促進消化，還可以幫助抗癌。

二、山楂可以強心、降血脂、降血壓

經臨床研究發現，山楂能夠有效防治動脈硬化，因為山楂有降低血清膽固醇和三酸甘油酯的作用。山楂也可以強心和預防心絞痛，山楂能增強心肌活力，增加心臟的輸血量，降低爆發心血管疾病的風險。山楂中的類

黃酮有著擴張血管和持久降壓的效果，患有高血壓和高血脂及冠心病的人每天可以用生山楂三十克左右煎水服用。

三、山楂能治療經痛、月經不調

在中醫理論中，山楂能夠活血化瘀，對於有血瘀型痛經有不錯的療效。這類患者的症狀表現為在月經來的前一兩天或開始的第一、二天小腹疼痛，經後疼痛消失，經血暗沉有血塊。如此，取新鮮山楂 1,000 克，清洗乾淨後放入器皿中，加水用小火熬煮，待山楂爛熟後，往裡面加入紅糖，250 克即可，依舊小火熬煮，10 分鐘後山楂爛成泥，熄火，放至溫熱時，方可食用。

到底怎麼吃

一般元宵的原料是用糯米，很黏，入腹之後難以消化，且元宵裡面加了很多糖，油脂也多，吃了以後容易導致胃部不適，會出現胃痛、胃酸、胃脹等現象，乃至於腹瀉。患有慢性消化疾病的人元宵吃多了會感到燒心、胃酸，消化系統良好的人吃多了也會胃酸，有節制的飲食才是身體健康的最基本保障。

山楂的藥性稍微有點溫，在中醫看來，山楂不僅能夠幫助消化肉類積食，還可以活血散瘀，常用來做消食藥和活血藥。經現代藥理知識整理，山楂當中富含天然維他命 C，可令胃部多分泌出一些消化酶，加強胃的消化功能。

吃元宵的時候搭配山楂一起食用有利於消化，可以達到消食的作用。我們還可以將山楂煮湯，把元宵放到山楂湯中一起吃，或者是把煮熟的山楂弄成泥做成元宵餡。

元宵一次不要吃太多比較好，一次食用不超過 5 顆。吃了元宵、湯圓這類食品則需要注意，不能再吃其他含糖成分高的食品。吃完後不應立即睡覺，散步、做運動都可以幫助腸胃蠕動，使其能更好地消化吸收營養，兩小時後再睡覺也不遲。

桃子 —— 補虛益氣

為什麼要吃

桃子含有豐富的營養價值，薄薄的果皮下包裹著維他命 B、C 和蛋白質、脂肪、醣類、磷、鐵、鈣等物質。其中鐵的含量又在眾多水果中名列前茅，因而食用桃子可以防治缺鐵性貧血。

多吃桃子也能預防便祕。這是因為桃子當中有豐富的果膠，能有效促進身體消化系統循環。在中醫理論中，桃子味道酸甜，性溫和，能夠保持氣血通暢，調節內分泌系統，生津止咳。

在中醫經典《神農本草經》上面記載：桃核味苦平。主治瘀血，血閉，瘕，邪氣，殺小蟲。桃子的藥用價值展現在桃仁，桃仁當中含有苦杏仁苷、脂肪油、揮發油、苦杏仁酶及維他命 B1 等。桃子能夠治療肺病，並具有其特別的一面，醫聖孫思邈曾提到：桃是肺之果，有肺病宜食用。沒成熟的桃子經過果實乾燥加工後就是碧桃乾，味道有點苦，藥性溫和，能夠止血、收汗。身體陰虛愛出冷汗的以及有咳血病症的人們，可以將 15 克左右的碧桃乾用水加熱後一起服用，會得到很好的療效。另外，有跌打損傷瘀青者，可用桃仁加大黃、降南香、生梔子研磨成粉末後用米醋調和一起服用，可消腫治外傷。

到底怎麼吃

　　桃花開時，春風正暖，桃枝夭夭，灼灼其華，清麗的桃花也是一味藥。把白桃花焙乾後細研磨成粉末狀，每次服用時拿 1 ～ 3 克放到蜂蜜水裡，能夠消水腫、除腳氣、通大小便。

　　桃樹分泌的樹脂也能入藥，作用明顯，有較高的價值。桃樹脂看起來十分黏稠，味道會有點苦中帶甜，沒有毒性，能夠治療糖尿病和乳糜尿等病症。

　　桃子有這麼多好處也有一個不好的地方，那就是不能大吃特吃。李時珍說：生吃太多桃子會令人腹內膨脹胸悶，還會長瘡癤，對人體只有損害而沒有好處。老話說的「桃養人」也要求人們吃桃子要適量。桃子吃多了不好消化，會引起胸悶和上火。若是體內偏熱和容易長瘡癤，那就不應該再吃桃了。

　　桃仁也是不能多吃的，雖然它有通暢血脈和防治便祕的好處，但是桃仁當中還有較多的脂肪油，利泄，吃得多補得少。過多地食用桃仁還會使人中毒，一般剛開始會有噁心、嘔吐、頭暈、心跳加速、視力模糊等症狀，如果症狀較嚴重會讓心臟停止跳動。對於孕婦來說，最好不要吃。

　　桃子雖然汁多爽口，十分受人們歡迎，但是毛多皮軟，並不易於清洗。其實，清洗桃子是有技巧的，也是相當簡單的，這裡有三種方法可幫助大家了解如何清洗桃子。

　　方法一：先把桃子用水弄溼，再拿一勺食用鹽細細地塗抹桃子全身，用手多搓幾下，放到水中浸泡一下，然後用清水沖洗即可。

　　方法二：桃子不急於浸水，拿乾淨的刷子將桃子表面的毛刷幾遍，最後放在鹽水中清洗。

方法三：桃子用鹼水浸泡一下，不須搓洗，桃毛自然脫落。

李子 ── 生津潤喉

為什麼要吃

李子也是水果家族中比較有型的一位，它色彩亮麗多變，散發出濃郁芳香，口感鮮美清脆，味道沁入人心。獨有的美容功效和極其豐富的營養使得它一直以來在族群中倍受歡迎。古往今來，很多人多對其傾心不已，不少文人墨客為其研墨舒毫，晉代的傅玄還寫過名篇《李賦》來稱讚它。古人根據李子的特點還產生出了很多種相關的文辭，用來觀賞食用和品評。

透過現在科學的分析，人們知道了李子的成分和實用功效。李子含有果酸、胺基酸、糖、維他命等營養物質，它的營養價值也很高。新鮮的李子吃起來十分美味，把它做成蜜餞、李子乾和罐頭更具有風味。

李子能夠解渴消暑，還能提神，是出門旅行和高溫工作環境下的必備良品。李子的保健作用也是很出眾的，李子能排毒養肝、祛溼熱、生津潤喉、利尿通便。李子還可以保養容顏，在這方面它的功效和一般保養品不一樣，把李子花和櫻桃花、梨花、葵花、旋覆花及紅白蓮花等搗碎研磨成細末用來洗臉，一百日後可使面部光潔細膩，這樣的天然保養品實在是不可多得。

到底怎麼吃

吃李子一定要適量，李子吃多了，就會讓我們的腸胃感到難受，而且，李子屬於寒性食物，吃多了還會讓人生痰，甚至出現發虛汗的情況，

因此，脾胃虛弱或者是腸胃消化不良的人，建議不要吃李子。

千萬要注意

在孕婦食譜的眾多禁忌裡，李子卻是可以吃的，只是要注意一下不良反應而已，如果有過敏或上火、流鼻血等症狀，則不適合在懷孕時吃李子，因而此類孕婦要避免再吃李子。

又有俗話說：「桃保人，杏傷人，李子樹下埋死人」，由此可見李子吃多了會是什麼下場。從養生的角度來看，杏和李都是不能夠讓人盡情吃的，吃多了有害無益。中醫認為，杏味道酸，藥性屬於熱，有小毒，過食能招致老病，引起脫髮，損害筋骨，杏仁味苦，過食會引起中毒，兒童和妊娠期婦女不能夠多吃。

新鮮的杏仁吃多了會中毒，嚴重者會喪失性命。

李子藥性溫和，吃多了也會引起腦脹虛熱等症狀，李子也不能和蜂蜜、雀肉一起食用，否則會傷及五臟，情況嚴重者亦可能會喪生，可見俗話也不是沒有根據的。

在選購李子時，不要買那些苦澀味重的，那是還沒完全成熟的李子，不可食用，選購李子時要知道：李子在水中不下沉的是有毒的。每天吃 3 到 5 顆李子就可以了。

杏 ── 保護視力

為什麼要吃

類黃酮是一種能夠有效預防心臟病和減少心肌梗塞的物質，隱藏在沒

有熟透的果實當中，常常吃杏乾有利於防治心臟病。

杏當中含有豐富的維他命 B17，在眾多水果裡含量最高。維他命 B17 是一種非常有效的抗癌物質，它的厲害之處在於它能夠有效地殺死癌細胞而不傷害健康的細胞。

杏仁味苦，對於咳喘、便祕有很好的緩解作用，更可以治療肺痛等症狀。而味道甜甜的杏仁和乾果杏仁都是能夠滋潤補肺的。

不僅如此，杏仁裡還含有能夠降低人體內膽固醇的維他命 C 和多酚類物質，並且這兩種物質還能夠有效預防心臟病和很多慢性病，降低發病風險。

杏仁也是可以美容的，因為它當中還含有豐富的維他命 E，能調理皮膚微循環，使之紅潤有光澤。

到底怎麼吃

杏的顏色鮮豔、多汁、又酸又甜，為大眾所喜愛。

既然大家都喜歡吃，那就不得不提它的營養價值，在所有水果當中，杏所含的 β- 胡蘿蔔素是相當高的。β- 胡蘿蔔素是一種在人體內能夠轉換成維他命 A 的物質，它能改善視力，保護視力，對皮膚和骨骼的發育也很有幫助。

即便如此，杏也是不可以一次性多吃的。老話說的好「桃能養人，杏可傷人」，這不無根據。桃多吃養脾胃，可是杏不可多吃，因為杏當中所含的氰苷類化合物含量很高，大量的杏入腹後會和人體內消化系統中分泌的糖苷酶水分解，造出氰類化合物，於人體有害。所以，吃杏要注意了，每日吃 3 到 5 個比較適合。

　　人們常吃的杏乾也是由杏加工而來的，杏乾具有生津止渴、解冷熱毒的作用，它外表色澤鮮麗，吃起來酸甜適中，味道上佳，保有了鮮杏絕大部分的外在美和內在營養。與新鮮的杏相比，杏乾由於在加工時氰苷類化合物被自身的糖苷酶水解，之後產生的氰類化合物又被揮發掉，能夠比較安全地進入人體內部，多吃一點沒有傷害。

櫻桃 —— 調養氣血

為什麼要吃

　　櫻桃又有「美容果」之稱，中醫典籍中說：櫻桃可以滋潤皮膚，能使人容顏姣美，形態出色。長期食用櫻桃能保養皮膚，使之光潤如絲，吹彈可破。這不僅僅是因為櫻桃含有豐富的維他命和水分，更是因為它所含的鐵元素是各類水果當中最多的，就每 100 克果肉當中鐵元素的含量來說，草莓只有它的 1/6，棗是它的 1/10，山楂是它的 1/13，蘋果是它的 1/20。

　　人們都知道鐵元素對於人體的重要性，沒有鐵就無法合成人體血紅素，而女人比男人更需要鐵元素。世界衛生組織調查資料顯示，世界上有大約 20% 的成年女性和 40% 的孕婦以及 50% 的女童患有缺鐵性貧血。

　　這是由女性的生理特點而產生的病症。女人在青春期階段身體機制強健，發育快，身體對於鐵這種微量元素的需求量大，尤其是在女孩月經來潮的時候，損失的血較多，容易患缺鐵性貧血；而在生孩子的時候，女人也需要補充較多的鐵，在哺乳期，也是一樣。在女人年老的時候，消化系統動力不足，吸收營養的功能減弱，造血功能衰退，同樣容易發生貧血症狀。又因為許多女性不太喜食肉品，攝取的營養不夠均衡，也成為了女人缺鐵性貧血的因素之一。

正因為如此，多食用櫻桃能夠改善貧血症狀，也可以幫助治療一些因此而導致的婦科病。

中醫藥學知識裡，櫻桃是可以入藥的，並且藥用價值高，尤其是新鮮的櫻桃，能夠發汗、祛風、補氣、防治麻疹，是解決四肢麻木和風濕性關節炎的實用食療方法。

到底怎麼吃

我們在選擇櫻桃的時候，應該選擇帶有果蒂、色澤光豔、表皮飽滿的，如果當下吃不完，最好把其保存在零下 1℃的冷藏條件下。

櫻桃屬於漿果類水果，是非常容易損壞的，我們一定要輕拿輕放。除此之外我們也要注意，櫻桃雖然很好吃，但是千萬不要多吃。因為櫻桃當中除了含有豐富的鐵外，還含有一定量的氰苷，假如食用過多的話，則會引起鐵中毒，或者是氰化物中毒。與此同時，櫻桃性溫熱，患有熱性病以及虛熱咳嗽的人最好不要吃。

千萬要注意

小兒不宜過量食用櫻桃

櫻桃性溫熱，若有熱性病及虛熱者不可食，咳嗽者亦忌食。尤其是小孩，不能過量食用櫻桃，否則極易引發熱性病和呼吸道疾病，陰虛咳嗽是較為常見的症狀。一般會有乾咳的現象，少痰或多黃痰，到了下午會有盜汗、發熱、臉紅等症狀。櫻桃雖然美味，小孩卻不可多吃。

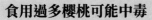

食用過多櫻桃可能中毒

美味的櫻桃不僅含有較多的鐵元素，果實當中也會有一些氰苷，攝取量超標則會引起鐵中毒，抑或是氰化物中毒，若是吃了大量的櫻桃而導致身體不舒服，可以服用甘蔗汁幫助解毒。

如患潰瘍、上火，勿碰此物，另外，患有糖尿病者忌食。

紅棗 ── 補血養顏

為什麼要吃

紅棗能夠有效地防治心血管疾病，因為它含有人體新陳代謝的必需物質環磷酸腺苷。環磷酸腺苷能夠幫助人們消除疲勞、增加心肌的收縮力、補充心肌營養，還能擴張血管，增強肌力。

紅棗能健胃、養血、理氣、安神、保養身體。所以紅棗是那些氣血不足、容易想睡失眠者上佳的營養保健品。

對於急慢性肝炎、肝硬化、貧血、過敏性紫斑症等症狀，紅棗也有用武之地，能有較好的防治效果。

紅棗的成分當中含有三萜類化合物以及環磷酸腺苷等物質，能夠抑制癌症，抵抗過敏症狀。

到底怎麼吃

中醫所說的「甘入脾」就是指甘甜可口的食物可以用來養胃補脾，且「脾胃為後天之本，氣血化生之源」，人體脾胃健康，氣血則旺盛。味道甘甜的食物能夠補氣養血、提供熱量、緩解疲勞、除飢療毒。

第六章　水果乾果類食物，美味滋補可兼得

　　在中醫理論中所提倡的食用甘甜物以養生的觀點裡，最具有影響力的食物便是紅棗與山藥。

　　山藥味道甘甜，它的藥性平和無毒，可以很好地保養脾胃，強健身體。對於那些腸胃功能不好、消化不良、食慾衰減、身體贏弱的族群來講，山藥是食補的好材料。人們可以把山藥加入大米粥當中做成山藥粥來喝，具體做法是在大米被熬成粥的時候加入白糖，把山藥煮熟搗成泥與之攪拌均勻即可。

　　紅棗補血的藥效眾所周知，紅棗還能夠很好地調理脾胃，補氣生津。有句老話這樣說：「常吃棗，少求醫。」對於那些女性和中老年人來講，貧血並不可怕，紅棗能夠幫助解決問題。

第七章
常吃菌類，補充營養又長壽

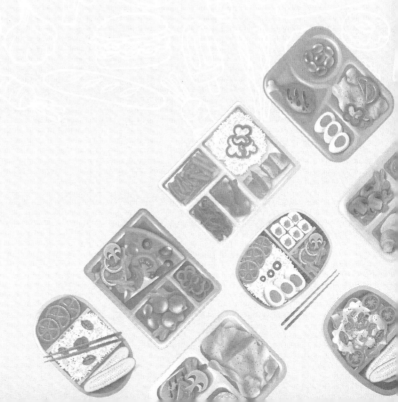

木耳 —— 活血抗栓

為什麼要吃

木耳又叫黑木耳、耳子、雲耳、蕈耳等，它屬於木耳科植物木耳的子實體。木耳可以分為野生木耳和人工種植栽培木耳，而一般通常以生長在榆樹上面的木耳為優質品。

黑木耳當中含有抵抗人體腦血栓形成的寶貴物質，而且，還能夠降低血液凝結，黑木耳對於血管的動脈粥樣硬化有非常好的治療作用。

含有大量的碳水化合物，這些也是黑木耳的特點之一，比如黑木耳含有大量的甘露聚糖、木糖等。不僅如此，黑木耳含有的鈣和鐵的含量也是非常豐富的。

黑木耳的功效不止這些，它還能夠消除毒塵，從而有效預防吞噬細胞發生變性或者是壞死，也能夠有效預防淋巴管炎以及阻止纖維性的變化，甚至還具有一定的預防矽肺病的作用。

黑木耳當中還含有發酵素以及植物鹼，這些都能夠有效促進消化道和泌尿系統裡面的各種腺體的分泌，可以有效化解體內結石，潤滑管壁，讓結石更好地排出體外。

黑木耳的神奇之處還在於它的提取物，黑木耳的提取物可以有效提高巨噬細胞的活性，從而增強吞噬細胞的功效，而這對於食道癌、肝癌、子宮癌能有很好的預防效果。

黑木耳的膠體具有超強的吸附能力，可以迅速消化纖維，清潔腸胃，非常適合做紡織、理髮等行業的人員食用。

營養成分：每 100 克黑木耳當中含有大量的水分、蛋白質、脂肪、

碳水化合物、粗纖維等等，以及其他一些微量元素，比如胡蘿蔔素、硫胺素、核黃素、鈣、鉀等。

黑木耳的功效：黑木耳能夠止血活血，保持人體的血液不黏稠，除此之外，還具有滋潤、強身、通便的神奇功效。黑木耳主要治療腸風下血、血淋、崩漏、痔瘡出血、大便乾結、上火引起的牙痛、眼底出血等。

到底怎麼吃

大家都吃過木耳，好的木耳口感非常細嫩，味道極其鮮美，而且更難能可貴的是，木耳的營養價值不僅很高，而且營養元素還非常豐富。

木耳不僅能夠為我們的飯桌添加一道美味的菜餚，還能夠有效地預防貧血、美容養顏、袪病延年，增加人體的抵抗力，如果我們能夠養成經常吃黑木耳的習慣，還能夠達到防癌抗癌的作用。

當然，需要特別提醒大家的是，在烹飪黑木耳的時候，如果方法不對，那麼它的營養就會大量流失。

在木耳當中，最主要的功能成分就是木耳多醣體。它不僅能夠降血脂、降血糖、抗血栓等，還可以抵抗輻射、抵抗潰瘍等。

但是，木耳多醣體卻是非常嬌氣的，它對於溫度是非常敏感的，如果我們烹飪的時間稍微過長，它就會遭到破壞。因此，我們想要保留住木耳裡面的全部營養，那麼，最好的辦法就是生拌。當然，我們在生吃的時候，可以先把乾木耳直接用冷水泡一段時間，之後再撒上調味料，涼拌出美味的木耳就可以食用了。

需要注意的是，木耳千萬不要泡發超過 2 小時，因為只有這樣才能夠減少木耳當中營養素在水裡面的流失，但是，木耳不是泡完之後就可以

了，還需要我們進行多次清洗。

如果有的人沒有辦法接受生吃木耳，那麼我們還可以把木耳泡發好之後，用開水燙一下，這樣吃起來就不會那麼硬脆了。

下面，就為大家推薦一款既方便，又營養的家常菜：涼拌木耳。具體做法是：1. 將紅蘿蔔切成絲，把洗乾淨的，泡發的木耳去蒂，撕成一個個小片。2. 木耳、紅蘿蔔絲一起放入盆中，加入蒜泥、蔥絲、鹽、白糖、雞精。3. 加入少量的陳醋，一起攪拌均勻。4. 灑上一些白芝麻，滴上一點香油即可。

你可能不知道

大家都知道，黑木耳是一種味道可口，營養價值豐富的菌類食物。但是，現如今在市場上發現，有的不法商販為了牟取高利潤，在黑木耳裡面摻入一些物質，從而增加分量。對此，我們應練就一雙火眼金睛，來辨別出良好的黑木耳。

1　看顏色。優質的黑木耳所呈現出來的是烏黑色，而且色澤均勻；但是摻假的黑木耳一般看起來是黑灰色，並且上面還會伴有白色的附著物。

2　看外形。優質的黑木耳一般會呈現捲曲緊縮的狀態，葉薄，而且還沒有完整的輪廓；但是摻假的黑木耳的形態是膨脹的、而且肥厚，少捲曲，因此邊緣看起來比較完整。

3　看質地。優質的黑木耳堅挺，並且有韌性，非常不容易捏碎；而摻假的黑木耳很脆，也是非常容易破碎的，用手輕輕掰開，木耳就會碎斷脫落。

4　嘗味道。優質的黑木耳在我們放入口中咀嚼的時候，往往就會有一種非常渾厚的鮮味；可是，如果有鹹味、甜味以及澀味，這些就是次品，甚至這些有可能是添加了對人體有害物質的木耳。

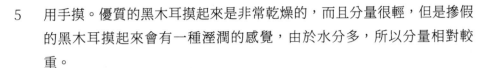

5　用手摸。優質的黑木耳摸起來是非常乾燥的，而且分量很輕，但是摻假的黑木耳摸起來會有一種溼潤的感覺，由於水分多，所以分量相對較重。

6　用水浸泡。優質的黑木耳我們用水浸泡之後，會呈現大而亮的形態，而且具有光澤和彈性；但是，摻假的黑木耳是泡不大的，並且彈性也非常差。

香菇 —— 降壓降脂

為什麼要吃

很多人把香菇又叫做香菌、香蕈、花菇等。香菇屬於小皮傘科，又屬於很典型的木腐性傘菌。

我們把香菇按照外形和品質可以分為花菇、厚菇、薄菇和菇丁 4 種；如果我們按照生長季節，則可以把香菇分為秋菇、冬菇、春菇 3 類。

香菇可以有效提高身體的免疫能力，不僅如此，還具有補肝腎、健脾胃、益智安神、美容養顏等功效，我們不得不說，香菇是一種非常健康的食品，大家應該經常食用。

香菇還屬於高蛋白、低脂肪的健康食品，它內含胺基酸多達 18 種，其中人體所必需的 8 種胺基酸，在小小的香菇裡面就包含了 7 種，並且這些胺基酸多屬於 L 型胺基酸，具有很高的活性，非常容易被人體吸收。

除此之外，香菇裡面還富含了將近 40 種酶，這些酶具有非常高效的作用，可以控制膽固醇升高，有效降低血壓。

香菇裡面還富含一種「濾過性病毒體」，它作為一種抗體能有效阻止癌細胞的生長發育，能夠抑制已經發生變異的人體異常細胞。

而且，香菇當中還含有腺嘌呤，它也能夠有效降低膽固醇，預防心血管疾病以及肝硬化。所以，對於吃非常講究的孕婦，也是可以經常食用香菇的。

優質的香菇，通常以味道香濃、肉厚實、表面平滑、大小均勻、菌褶緊密細白、柄短而粗壯、表面有白霜為佳。

香菇具有高蛋白、低脂肪，而且還含有很多的醣和多種胺基酸，包括多種維他命等。

關於香菇的吃法，我們既可以葷吃，也可以素食，由於香菇的營養價值豐富，所以，從古至今，它一直被人們稱為「蘑菇皇后」，自然也就成為了延年益壽的佳品。

由於香菇的味道鮮美，有很豐富的營養價值和良好的藥效，所以，一直都是老少皆宜的食物，並且長期以來受到人們的青睞。

特別是最近幾年，越來越多的營養學家對香菇進行了一系列的研究，發現香菇具有下面這樣幾種營養保健的價值：

1　在香菇裡面，含有非常豐富的嘌呤、膽鹼、酪胺酸、氧化酶以及其他一些核酸物質，這些都可以達到降低膽固醇、降低血壓的作用。

2　香菇裡面還有一種很稀有的物質，這一物質是其他一般蔬菜所缺乏的，這一物質就是麥角固醇，而且，麥角固醇經過太陽光的紫外線照射之後，就會轉化成為維他命 D，從而促進人體內的鈣質吸收，也就達到了增強人體抵抗力的作用。

3　香菇當中還含有蘑菇核糖核酸，人體在受到它的刺激之後，能夠產生很多干擾素，而干擾素是消滅我們體內病毒的重要殺手，因此，我們平時多吃一些香菇，對於預防感冒等疾病是有一定的幫助的。

4　香菇當中還含有大量的維他命 B，以及葡萄糖辛酸，這些元素都有加強

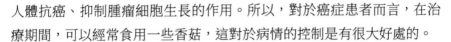

人體抗癌、抑制腫瘤細胞生長的作用。所以，對於癌症患者而言，在治療期間，可以經常食用一些香菇，這對於病情的控制是有很大好處的。

5　香菇當中還含有豐富的鈣、磷、鐵、鉀等多種礦物質。而這些對於血清膽固醇偏高，或者是血脂偏高，肝臟功能不好的人來說，有比較好的保健效果。

6　香菇裡面還含有兩種物質：一種叫做香蕈太生，另外一種叫做丁酸，它們能夠有效降低血脂。不僅如此，香菇所含有的腺嘌呤，能夠預防肝硬化。而且，香菇當中所含有的兩種苷，具有非常強的抗癌效果。

最近幾年，越來越多的臨床試驗顯示，癌症病人在使用了這樣的物質進行治療後，人體具有明顯的抵抗癌症的能力。

我們不要小看小小的香菇，它在國際市場上被人們美譽為防治癌症的「核武器」。而且，根據相關的資料顯示：一個正常人每天吃新鮮香菇只要達到 50 克，就能夠有效控制自身癌細胞的發展和擴散，甚至還可以避免切除癌細胞手術之後，出現的癌細胞轉移現象。

總之，我們不要小看香菇，它能夠有效調節人體的新陳代謝，幫助胃腸的消化，降低血壓，減少膽固醇、預防肝硬化等，以及有效治療維他命 D 缺乏病等。

到底怎麼吃

吃香菇有學問

香菇的營養價值是非常豐富的，而且肉質嫩滑，有獨特的風味，其實，以冬菇和花菇的品質最好。

我們把優質的冬菇和花菇的菇蓋稱為菇傘，好的香菇的菇傘大而圓，

邊緣完整，色澤鮮明，氣味香濃，菇柄切口呈現粗圓狀，並且緊貼菇傘的底部。

冬菇和花菇的菇傘表面比較平滑。而市場上面賣的香菇一般都是乾製品，我們需要用水泡發之後才可以食用。因此，浸泡和清洗香菇也就有了很多的訣竅。

我們不要用冷水浸泡香菇，因為香菇裡面含有核酸分解酶，這種酶只有在水溫達到 80 攝氏度的時候，才能夠催化香菇裡面的核糖核酸，從而分解出一種具有香菇獨特鮮味的 5- 烏苷酸。

對於已經被水浸泡的香菇而言，徹底洗乾淨香菇裡面的泥沙是很關鍵的。現在，越來越多的人們在清洗香菇的時候，總是喜歡用手去揉，去抓，雖然這樣能夠洗掉香菇菌褶裡面的泥沙，但是這樣也是不能夠完全洗乾淨的，我們在食用的時候還是會吃到沙粒。而且，如此這樣的反覆抓洗，不僅會讓香菇的營養受到嚴重的破壞，還會嚴重地損害香菇漂亮的外觀，其實最簡單的方法只需要在清水下面多沖洗幾次即可。

電鍋香菇燉雞

材料：雞、香菇、鹽、蠔油、八角、薑、水澱粉。

做法：

1　在電鍋中加入水，放入雞一起燒開，撇去湯中的血沫；

2　在香菇頂切成十字刀，去除柄，洗乾淨之後放入鍋內，加入適量的八角、蠔油（提雞肉的鮮味）。並且蓋上蓋子，用小火慢燉；

3　經過 40 分鐘左右，雞差不多就熟了，這個時候加入適量的鹽，並且再燉五分鐘左右即可。之後，把雞取出擺盤，把香菇擺在雞的周圍；

4　把湯放入炒鍋當中，湯燒開之後加入枸杞、鹽、蠔油、水澱粉勾芡，均

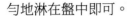

匀地淋在盤中即可。

香菇油菜燒豆腐

材料：板豆腐、香菇、油菜、蔥，蠔油、鹽、雞精、水澱粉。

做法：

1　將板豆腐切成塊狀，並且放入鹽水當中浸泡大約 15 分鐘；

2　把香菇清洗乾淨，用刀在香菇表面劃出十字刀型，便於入味，之後放入滾燙的熱水中燙半分鐘，把油菜洗乾淨；

3　鍋內放油，油溫七分熱時放入豆腐炸製，等到豆腐表面金黃，表皮變硬的時候撈出來備用；

4　再一次起鍋，鍋內放油，放入蔥花爆香，之後再放入香菇、豆腐、油菜進行翻炒，並且加入蠔油、鹽、雞精等進行調味；

5　加清水適量，燜燒 2 分鐘，加水澱粉勾芡，出鍋。

香菇青菜湯

材料：香菇、青菜、蝦皮、油、鹽、胡椒粉、調味料。

做法：

1　先泡好蝦皮，香菇洗淨之後切薄皮，青菜洗乾淨備用；

2　鍋中放油，香菇片倒入鍋中進行翻炒；

3　倒入適量的水；

4　倒入青菜；

5　放入蝦皮；

6　出鍋之前放入調味料攪拌均勻。

第七章　常吃菌類，補充營養又長壽

玉米香菇排骨湯

材料：玉米 2 根、香菇 6 朵、排骨半斤、料酒、蔥薑段、鹽。

做法：

1　先將排骨洗乾淨，涼水入鍋，把水煮開，把鍋中的血沫撇掉，之後再把香菇泡開；

2　在鍋子當中放入排骨，之後放入涼水，特別注意，水一定要一次性加夠，水量以沒過排骨為宜；

3　放入適當的料酒、蔥薑段，等到水煮開之後放入玉米和香菇。此時用小火燉煮 1 個小時左右，在出鍋之前加入一些鹽。

香菇飯

材料：大米、香菇、黑木耳、鹽、雞精、油、黑胡椒。

做法：

1　先把香菇和黑木耳用水泡發；

2　香菇和黑木耳泡發好了之後，把大米洗乾淨，放入電鍋裡煮；

3　把香菇切成小塊，把黑木耳切成細末；

4　鍋中入油，將香菇和黑木耳放一起炒熟，放入鹽、雞精；

5　米飯煮熟之後，將炒好的香菇和黑木耳倒入飯中，再加入適量的鹽和黑胡椒粉，攪拌均勻；

6　蓋上蓋子，將米飯和菜燜 5 分鐘。

第八章

科學食用水產類，身體才能保安康

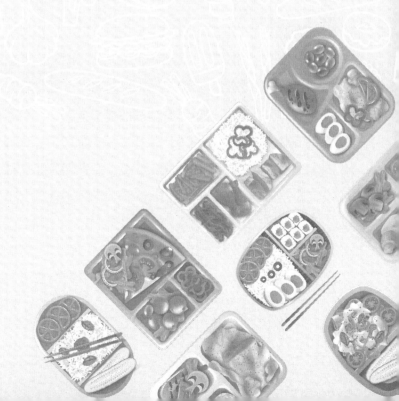

鯽魚 —— 健脾止咳

為什麼要吃

鯽魚，又稱為鯽瓜子，鯽魚的肉質鮮美細嫩，味道可口。鯽魚所包含的營養元素非常全面，而且鯽魚肉當中糖分很多，脂肪少，所以，當我們吃到口中，感覺不僅鮮嫩，而且還不肥膩，甚至我們仔細品嘗還會有一點甜甜的味道。

我們經常食用鯽魚，可以充分而全面的補充各種營養，增強人體抵抗能力。不僅如此，鯽魚還具有健脾利溼、和中開胃、活血通絡、溫中下氣等功效。

相信大家對於鯽魚是非常的熟悉，它是我們主要的食用魚類之一。鯽魚的肉質細嫩，肉味甜美，具有非常高的營養價值。

在每 100 克的鯽魚肉當中，含有蛋白質 13 克、脂肪 11 克，除此之外，還含有大量的鈣、磷、鐵等礦物質和微量元素。臨床醫學有實際證明，鯽魚肉具有防治動脈硬化以及高血壓、冠心病的作用。

在中醫看來，鯽魚具有極高的藥用價值，由於鯽魚性味甘、平、溫，因此入胃、腎，所以鯽魚就具有了和中補虛、除溼利水、補虛贏、溫胃、補中生氣的功效，尤其是煮鯽魚湯，在通乳方面具有奇效。

到底怎麼吃

用鯽魚煮冬瓜，或者是熬蘿蔔，不僅味道非常鮮美，還可以祛病益壽。而且，我們還可以把小隻的鯽魚炸成酥魚食用。

1　鯽魚中含有優質而全面的蛋白質，人體非常容易消化吸收，鯽魚也就成

為了肝腎疾病、心腦血管疾病患者的一種良好的蛋白質來源。所以，經常吃鯽魚，可以增強抗病能力，不僅如此，對於肝炎、腎炎、高血壓、心臟病以及慢性支氣管炎等疾病的患者，建議大家也應該經常食用。

2　鯽魚具有健脾利溼，和中開胃，活血通絡，溫中下氣的功效，特別是對於脾胃虛弱、潰瘍、氣管炎、糖尿病具有很好的食療作用。

3　由於鯽魚肉嫩味鮮，所以我們吃鯽魚的方式很多，比如做粥、熬湯、炒菜、各種鯽魚小吃等，但是從營養上面來說，最為合適的還是用鯽魚做湯，因為鯽魚湯不僅味道鮮美，而且營養價值還非常豐富，特別適合中老年人，以及大病之後身體虛弱的人，孕婦也可以經常喝鯽魚湯。

在現實生活中，一些老人總是喜歡幫產後的婦女燉食鯽魚湯，因為鯽魚湯不僅可以補虛，甚至還能夠通乳催奶。

特別是對於那些先天不足，後天失調，以及做完了手術之後大病初癒，身體虛弱的人，更需要經常食用一些鯽魚湯。

而肝炎、腎炎、高血壓、心臟病、慢性支氣管炎等疾病患者也可以經常食用鯽魚湯。能有效補充身體的營養，增強抵抗能力。

不單單是鯽魚肉的營養價值很高，鯽魚子和鯽魚腦也有著很高的價值，鯽魚子可以補肝養目，而鯽魚腦則具有健腦益智的作用。

鯽魚對於慢性腎炎水腫，以及肝硬化腹水，因為營養不良而造成的浮腫患者，也非常適合食用。不僅如此，在患小兒麻疹初期，或者是麻疹透發不快的患者，也可以食用；還有就是痔瘡出血，慢性久痢的患者，也可以食用。

別看鯽魚好像有很大的功效，在這裡需要特別提醒大家的是，如果你現在正處在感冒發熱的階段，千萬不要多吃。

現實中，很多人在鯽魚下鍋之前，會記得刮鱗摳鰓、剖腹去臟，但是

卻很少有人會去掉鯽魚的咽喉齒，它位於鰓後的咽喉部的牙齒。不去掉咽喉齒，做出來的鯽魚，特別是在選擇清燉、紅燒的時候，湯汁的味道就不夠鮮美，而且還帶有比較重的泥土味道。所以，大家一定要記住，鯽魚下鍋之前，必須去掉咽喉齒。

你可能不知道

據說某地有一個很大的水池，水池表面宛如一面鏡子一般，人們把這裡稱為「龍池」。

整個水池的池水清冽，最深的地方居然可以達到幾十公尺。由於水池是和地下水相通的，所以整個水池長年不會乾涸。

而在大水池的旁邊，則是楊柳依依，芳草萋萋。大水池裡面各種魚、鱉、蝦、蟹，尤其是大鯽魚，幾乎每一條都可以達到二斤以上。

當然，龍池的鯽魚也因為它的頭小個大、鱗黑皮細、肉厚刺少成為了遠近無人不知，無人不曉的地方，如果用它製作各種名菜佳餚，別具一番美味。

在民間一直流傳著這樣一種傳說，很久之前，這個地方根本就沒有水池。而現在出現水池的地方其實曾經住著一家人，而這家的童養媳經常受到公婆的虐待。

童養媳每天天還沒有亮就要起床做飯，伺候公婆和丈夫，不僅如此，她還需要去推磨、挑水、洗衣服，從早晨一直要忙到晚上。

即使這樣，狠心的婆婆還是對童養媳不依不饒，每天還要求她必須去山上撿回一筐柴火，不然不僅不讓她吃飯，還要打她。

結果有一天，童養媳在外出撿柴火的時候，突然在路上發現了一條

烏蛇躺在那裡。她走近一看，原來烏蛇的尾部中了獵人一箭，現在已經不能夠動彈了。當烏蛇看見她走過來，立即就抬起了頭，眼中飽含著哀求之意。

童養媳看到心中非常不忍，於是就把箭小心翼翼地從烏蛇身上拔了出來。烏蛇見狀擺了擺尾，朝著童養媳點了點頭，就跑到附近的一條小溪裡面去了。

又過去了幾天，童養媳再一次來到這裡撿柴火，結果又非常巧地遇到了那條烏蛇。烏蛇將頭高高地抬起，居然從嘴裡面吐出了一顆白白的蛋，看了看她，轉身爬走了。

童養媳覺得非常的奇怪，於是就撿起來看了看，發現這與平常的雞蛋並沒有什麼不同，於是童養媳就隨手把雞蛋放進了筐裡面。

可是突然間，筐裡面的柴火一下子就變滿了。童養媳看見這一幕簡直是又驚又喜，小心翼翼地藏好了雞蛋，回到家中。

從此之後，童養媳每天都會用這個神奇的蛋幫助自己撿柴火，而她也很少受到婆婆的打罵了。

可是時間一長，婆婆就開始懷疑起來，於是打算一探究竟。終於有一天，婆婆發現了童養媳的祕密，婆婆一把搶過了這顆神奇的蛋，還逼著童養媳說出這個蛋的來歷。

婆婆一聽，原來這蛋是烏蛇給的，於是就興奮地大叫起來：「啊！這就是龍蛋啊！這可是寶貝！」說完之後，婆婆就立即把神奇的蛋放入到米缸當中，於是眨眼之間，米缸裡面就裝滿了米。

緊接著，婆婆又趕緊拿著蛋放入到了錢箱裡、衣櫃裡，依舊非常靈驗。而這個時候的婆婆早已經興奮的得意忘形了，她看見家門口的水缸沒

有滿，於是就立即將龍蛋放入到了水缸當中，結果霎時間，狂泉噴湧。只見龍蛋在水缸裡面轉了幾個圈，突然一下就裂開了，從裡面躍出來一條烏龍，而烏龍在空中飛騰，頃刻之間就是暴雨傾盆，水流滿地，漸漸地，那裡就變成了龍池，最後，惡婆婆也被池水淹死了，成為了一隻長相醜陋的鱉。

而美麗的童養媳則選擇與烏龍結婚，從此，兩個人自由自在地生活在龍池裡面，生了不少的子孫，而這龍池裡面的大鯽魚據說就是他們的子孫。

草魚 —— 促進血液循環

為什麼要吃

草魚味甘、性溫、無毒，入肝、胃經；具有暖胃和中、平降肝陽、祛風治痺、益腸明眼的功效；草魚主要用來治療疲勞、頭痛、高血壓、久病等。

草魚主要是以草為食。優質的草魚背部顏色通常為黑褐色、鱗片邊緣則是深褐色，胸、腹鰭則呈現灰黃色，側線平直，魚肉白嫩，而且刺比較少，因此，草魚也非常適合切花刀做一些造型菜。

草魚有一個特點，就是它的成長速度很快，而且魚的整體個頭較大，最大的草魚可以達到 70 斤左右。

由於草魚的肉質肥嫩，味道鮮美，而且還含有豐富的營養元素，因此一直以來都受到人們的喜愛。

在每 100 克草魚肉當中，含有蛋白質 15.5 ～ 26.6 克，脂肪 1.4 ～ 8.9

克，熱量 83 ～ 187 大卡，以及其他一些鈣、鐵、磷等微量元素。

1　草魚當中含有豐富的不飽和脂肪酸，而這對於血液的循環是非常有幫助的，也是心血管病人應該多吃的食物；

2　草魚中還含有豐富的硒元素，經常食用能夠美容養顏、抵抗衰老，除此之外，硒元素對於各種腫瘤也具有一定的預防作用；

3　特別是對於身體瘦弱、食慾不振的人，可以經常食用草魚，從而達到開胃滋補的功效。

到底怎麼吃

回鍋魚

特點：具有色澤紅亮、肉片柔香、肥而不膩、鹹、鮮、微辣、鮮、香的特點。

材料：草魚。

調味料：豆瓣、豆豉、甜麵醬、醬油、料酒、味精、雞蛋、黃豆粉、青蒜、鹽、食用油、糖等。

製作過程：

1　先將豆瓣、豆豉分別剁細之後備用，把青蒜切成段。

2　把草魚宰殺洗乾淨，取出魚肉，去掉骨刺之後用刀切成大的厚片，加入料酒、鹽。

3　把雞蛋和黃豆粉調成蛋豆粉。

4　鍋內放油，七分熱時把裹上蛋豆粉的魚肉片放入油鍋炸，變色之後撈出，記住在鍋內留下少量的油，之後加入豆瓣、豆豉、甜麵醬、湯、糖、味精，炒香。

5　把魚片炒至上色，再加入青蒜，起鍋裝盤，擺造型。

在這裡需要提醒大家的是：我們在炸草魚的時候，油溫切記不要過高，不然的話肉質會變老，當然，油溫也不能太低，不然不好成形。

珊瑚魚丁

特點：蜇頭爽脆，魚丁鮮嫩。

材料：草魚肉、海蜇頭。

調味料：精鹽、味精、紹酒、白糖、蔥段各適量。雞蛋清、水澱粉、豬油。

製作過程：

1　先把海蜇頭除去雜質，經過反覆清洗之後切成4公分的小塊。

2　把草魚肉切成丁，紹酒、精鹽和雞蛋清一起攪拌，之後再加入水澱粉進行攪拌。

3　之後，把紹酒、鹽、白糖、味精、清湯、水澱粉放在一起，調成芡汁。

4　將炒鍋置於旺火上，加水燒沸，之後放入海蜇頭，並且把水倒掉。

5　起鍋燒油，滑入魚丁，等其呈現出白色的時候撈出瀝油。

6　炒鍋留少許底油，回置火上，之後再投入蔥段煸炒出香味，烹飪好之後調芡汁，再迅速放入海蜇頭塊、魚丁一起煸炒，最後淋上明油即可。

醋椒魚

特點：魚肉鮮嫩，魚湯清香，味道酸辣，能夠解膩，非常適合作為家庭、朋友聚餐之後的最後一道湯菜使用。當然，如果選擇用鯉魚或者是鱖魚做材料，也可以達到同樣的效果。

材料：活草魚1條。

調味料：料酒、味精、鹽、蔥絲、薑汁、胡椒粉、白醋、豬油、香

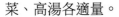

菜、高湯各適量。

製作過程

1 　先把活魚宰殺，去掉鱗、鰓以及內臟，把魚洗乾淨，在魚身上切柳葉刀。

2 　之後用開水氽燙一下，去淨裡面的血水。

3 　開火，在鍋內放入豬油、高湯、料酒、薑汁、鹽等，等到燒開之後再放入魚，煮上大約 5 分鐘左右，之後放入味精、白醋、胡椒粉，把魚先撈出來放入湯碗中，在裡面放入蔥絲、香菜。

4 　把魚湯過濾，去掉小魚刺之類的雜質，倒入湯碗裡面就可以了。

白帶魚 —— 護心健腦

為什麼要吃

由於白帶魚肉肥刺少，味道鮮美，因此，非常適合小孩和害怕魚刺的人食用。再加上白帶魚屬於海魚，所以它和草魚、鯽魚、鯉魚等其他淡水魚相比，蛋白質含量相差並不大，但是脂肪含量就相差很多了。

白帶魚含有磷、鈣、鐵、鎂以及多種維他命，尤其是白帶魚表層的銀脂，裡面含有大量的不飽和脂肪酸，能夠降低膽固醇、增強皮膚表面細胞活力。

不僅如此，白帶魚當中所含的 DHA（二十二碳六烯酸）和 EPA（二十碳五烯酸）都很高。DHA 是大腦所不可缺少的營養物質，對於提高我們的記憶力和思考能力非常重要。

EPA，我們又把它稱作血管清道夫，對於降低血脂非常有幫助。

鎂元素，對心血管系統有很好的保護作用，而白帶魚身體裡面就含

有豐富的鎂元素，對於預防高血壓、心肌梗塞等心血管疾病具有特殊的療效。

除此之外，白帶魚的食療功效我們也不能夠小看。中醫認為，白帶魚味甘性溫，具有暖胃補虛、滋補五臟的功效。非常適合體質虛弱的人食用，而那些脾胃虛弱、消化不良、皮膚乾燥的人，也可以經常食用。一到夏天很多人吃飯總是沒有胃口，此時不妨考慮多吃一些白帶魚。

白帶魚當中的其他諸如碘、硒、錳等微量元素和維他命的含量也要遠遠高於淡水魚。

到底怎麼吃

白帶魚，是大家熟知的食用魚類。

在白帶魚的身上，它的魚鱗早就退化成了一層銀色的鱗膜，我們很多人在食用白帶魚的時候，總是習慣將白帶魚外表的這層銀膜刮乾淨。

其實，這樣處理不僅很麻煩，而且還會讓白帶魚損失大量的營養物質。所以，我們在食用白帶魚的時候，根本就沒有必要刮掉白帶魚體表的銀膜。

營養專家介紹說，白帶魚的鱗其實具有很高的營養價值和藥用價值。由於白帶魚屬於高脂肪魚類，而白帶魚的脂肪主要存在於白帶魚的皮下和已經退化了的鱗膜當中，尤其是白帶魚這層銀白色的物質，它當中含有的脂肪含量占據了白帶魚身上所有脂肪的 20% ～ 25%。

所以，在白帶魚的鱗膜裡面是含有很多脂肪的，而且脂肪裡面總是會有很多的卵磷脂，這一物質對於細胞的成長發育和增強我們的記憶力都是非常有幫助的。

　　除此之外，白帶魚的鱗膜中還含有蛋白質以及礦物質，而這兩種物質在經過酸化之後，就會生成一種抗癌物質，而這一物質對於急性白血病和其他癌症能夠發揮積極的療效。

　　其實，我們用鼻子仔細聞聞這些鱗膜，它們本身是沒有腥味的，所以，我們沒有必要刮掉，只需要在食用的時候，用清水洗乾淨即可。

香肥白帶魚

　　材料：白帶魚、牛奶、熟芝麻。料酒、鹽、胡椒粉、番茄醬、澱粉、植物油、香油各適量。

　　做法：

1　把白帶魚洗乾淨，切成段；用料酒、鹽、胡椒粉攪拌均勻，醃漬大約 10 分鐘左右，再滾上乾澱粉。

2　開火，鍋中放油，油燒熱之後放入魚塊，炸到金黃色的時候撈出。

3　在鍋內留下一些油，再一次燒熱，放入水，倒入牛奶，等到湯燒開之後放入適量的鹽。

4　用水澱粉勾芡，再使用大火燒滾，一定要用鍋鏟不停地進行攪動，之後灑上香油，再撒入熟芝麻即可。

　　營養特色：白帶魚具有暖胃、補虛，潤膚的功效，適合體質虛弱的產後媽媽食用。

油炸白帶魚

　　材料：白帶魚、麵粉、雞蛋、蔥、薑、鹽、料酒。

　　做法：

1　先把白帶魚的內臟清洗乾淨，去掉頭和尾巴，切成段。

2　碗裡倒入少許的料酒，把蔥切成段，放入少許的生薑和鹽，攪拌均勻即可。

3　把麵粉、雞蛋、水和適量的鹽放在一起調成麵糊，在白帶魚的表面裹上一層，入鍋油炸，炸至金黃色出鍋即可。

營養特色：白帶魚表面被裹上了一層麵糊，能夠讓白帶魚在油炸的過程中蛋白質不被破壞，保存自身的營養價值不會流失，並且白帶魚食用起來也非常美味，我們可以在吃早點的時候作為佐餐。

你可能不知道

哺乳媽媽食用白帶魚的注意事項

白帶魚的脂肪含量比一般魚類要高，並且多為不飽和脂肪酸，年輕的媽媽們喝完之後可以讓乳汁營養更加全面，成為寶寶的「天然增智營養奶」。

而且，白帶魚當中含有的大量的鎂元素，透過媽媽乳汁的分泌，能夠有效促進寶寶牙齒和骨骼的發育，對於寶寶心血管系統的發育也是非常好的。

每 100 克白帶魚裡面所含蛋白質含量 18.4 克，脂肪 4.6 克，並且含有其他微量元素和多種維他命，白帶魚可以預防高血壓、心肌梗塞等一系列的心血管疾病。

白帶魚還是女性的美容妙方之一，白帶魚當中的營養物質能夠有效增強皮膚表面的細胞活力，讓皮膚變得更加細嫩和光潔，讓頭髮也變得烏黑光亮，簡直就是美容秀髮難得的食物。

白帶魚還可以減少細胞的死亡率，讓大腦延緩衰老。而且，它還是

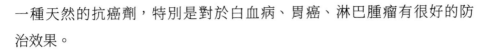

一種天然的抗癌劑，特別是對於白血病、胃癌、淋巴腫瘤有很好的防治效果。

一般人都是可以食用白帶魚的。尤其適合皮膚乾燥、產後體虛、血虛頭暈、氣短乏力、食慾不振，以及營養不良的哺乳期媽媽食用。

但是，白帶魚在中醫上屬於動風發物，所以，患有疥瘡、溼疹等皮膚病，或者是皮膚有過敏症狀的人最好不要食用。對於患有紅斑性狼瘡、癲癇和淋巴結核、支氣管哮喘的人，是嚴禁食用的。

千萬要注意

由於脂肪在空氣當中是非常容易被氧化的，而且，氧化之後的脂類在魚體表面就會產生一種黃色的物質，這種物質隨著氧化程度的不斷加強，還會變得越來越多，也就會讓白帶魚失去原有的色澤，也就呈現出了黃色。其實黃色的白帶魚就是變質的白帶魚，我們千萬不要購買。

如果我們買回了家裡，由於自己的存放不當發現了白帶魚出現了輕微的這樣的情況，那麼我們就應及時食用，不要再放置了。

需要提醒大家的是，如果你發現白帶魚表面已經是黃色，或者是出現了比較重的黃斑，則這時的白帶魚其實已經變質了，我們就不要再食用了，不然會導致食物中毒。

蝦 —— 補充鈣和蛋白質

為什麼要吃

蝦，也是我們比較熟悉的食物，它含有豐富的蛋白質、鈣、磷、鐵等

多種礦物質。而且蝦肉的纖維和其他肉相比更加細膩，水分也很多，所以，我們吃到口中會感覺更加細嫩，也更容易被我們消化吸收，非常適合老人和孩子食用。

現如今，蝦的品種也非常多，我們經常食用的海蝦主要有：對蝦、明蝦、龍蝦等；而河蝦主要有青蝦、河蝦、草蝦等。

海蝦含有豐富的礦物質，在其所含有的礦物質當中，鈣、磷、鐵、碘都要比河蝦高，並且所受到的汙染較小。在海蝦中，有一種個頭較大的品種——對蝦，很多人喜歡買對蝦，但是，蝦絕對不是越大越好。

由於野生對蝦長大到可以買賣的大小通常需要幾年的時間，而這樣就在無形之中增加了野生蝦的汙染機率。而對於人工養殖的海蝦，雖然它們的生長速度是比較快的，可是營養和口感相對於野生蝦而言就大打折扣了。

在海蝦裡面，大龍蝦最名貴。其實從營養方面來看，大龍蝦和其他的蝦相比並沒有多大的區別，只是來自澳洲的龍蝦，相對而言受到的汙染會少一些。

到底怎麼吃

如何吃鮮活的海蝦？其實方法很多，除了白灼能最大程度的留住營養之外，我們還可以做一道「蒜蓉開邊蝦」來換換口味。

1　先去掉蝦頭和殼，只留下蝦尾，擺入盤中。

2　將蒜蓉、青紅椒粒、鹽、味精、香油等攪拌均勻，然後抹在蝦的身上。

3　端盤放入蒸籠裡面蒸 5 分鐘後取出，再澆上熱油，撒上香菜就可以了。

我們在吃小河蝦的時候，一定要帶殼一起吃，小河蝦的外殼薄軟，所

以帶著殼一起吃補鈣效果非常好。

很多人覺得小河蝦個頭小，認為營養價值不如大龍蝦，其實這種觀念是錯誤的，雖然小河蝦的個頭比較小，但是它含有的蛋白質絕對不亞於海蝦，甚至所含鈣的含量比其他蝦類還要高。而小河蝦含鈣這麼高，主要還是因為蝦皮，所以說，小河蝦的蝦皮是補鈣的佳品。

下面，就給大家介紹一道既美味又營養的「河蝦小炒」：

1　先將河蝦洗淨，在油鍋熱了之後放入鍋中煸炒變色。

2　再加入蔥薑蒜末煸炒出香味，並且倒入料酒，放入蒜苗、鹽、胡椒粉、味精、香油，翻炒一下即可。

蝦雖然是非常好吃的美味，但是我們也要注意安全和衛生。

首先，海鮮類產品非常不容易保存，即使是放入冰箱裡面，也只能夠保存一天。如果發現顏色發紅、殼肉變軟，最好不要食用。

其次，不要生吃蝦。因為蝦的體內可能會出現耐低溫的細菌、寄生蟲，即使我們蘸醋、芥末，也沒有辦法完全殺死它們，所以，吃蝦的時候一定要在熟透之後食用。

最後，對於患有過敏性疾病的患者，最好不要吃蝦。

你可能不知道

蝦皮的安全飲食

根據推測計算，蝦皮裡面的含鈣量為 2,000mg/kg，比芝麻醬、海帶、黃豆、牛奶等其他食物的含鈣量都要高，甚至我們可以說，蝦皮是含鈣量較高的食物之一。

但是，蝦皮的含鈣量如此之高，為什麼平常身體缺鈣的時候，我們總

是會選擇多喝牛奶，透過牛奶來補鈣呢？是不是因為牛奶的消化吸收要比蝦皮更好一些呢？

其實，有這樣疑問的人並不在少數。很多人認為，蝦皮算得上是最好的補鈣食品。而且很多營養食譜上面也經常會出現蝦皮這樣的材料。

那麼，既然蝦皮的含鈣量已經非常高了，可以說是已經滿足了我們人體每天的鈣需求量，我們還有必要去喝牛奶，吃豆製品嗎？

其實，我們不能夠單純地只是看 100 克食物的營養素含量的資料，因為這裡面還有很多非常實際的問題。

因為我們根本就沒有考慮食物本身能夠被我們吃進去多少。有過烹飪經驗的人都知道，蝦皮既輕，又乾，一包蝦皮，我們可以用很長時間。而且，每一次當我們炒菜的時候，最多也就是放上一兩把，換算成數字大概也就 5 克左右。

如果是做湯，一般只需放入一兩克的蝦皮就可以了。而且，我們這裡所說的一盤菜、一鍋湯，還是按照一家三口一起吃的分量計算的，換算到每個人也就是 1/3 的分量，而且，加入蝦皮的菜，相信大家也不是天天吃、頓頓吃。

因此，雖然在 100 克蝦皮當中含有很多的鈣量，但是我們食用蝦皮的量並不多，結果我們人體所能夠得到的鈣也不是很多。

也許有的人會說，既然這樣，我們為什麼不多放一些蝦皮呢？相信如果這樣做的話，那菜就沒辦法吃了。第一，蝦皮很鹹，並且還帶有一些腥味，如果放多了，那麼味道是非常重的，這很不利於健康。第二，蝦皮當中還含有微量的亞硝胺類致癌物，如果我們吃得太多，對健康是有害的。

而牛奶和蝦皮相比，喝起來就方便很多了，哪怕你選擇天天喝牛奶，

也是沒有問題的，現實中很多人也都一直保持著每天喝牛奶的好習慣。

營養專家算了一下，如果一個人每天一次喝 250 克的牛奶，那麼這一天所得到的鈣總量可以達到 300 毫克，再算上平時膳食當中的 400 多毫克鈣，一個人一天的鈣攝取量已經接近 800 毫克了，而這已經足夠了。

其實，蝦皮也不是十全十美的，雖然蝦皮的鈣含量豐富，但是卻沒有說明鈣吸收的元素。由於蝦皮裡面沒有維他命 D，因此，鈣的利用率就沒有辦法得到充分的保證。

而牛奶當中含有豐富的維他命 D，能夠有效促進鈣質的吸收。除此之外，牛奶當中的乳糖，優酪乳當中的乳酸，以及乳蛋白質消化產生的 CPP（酪蛋白磷酸肽），這些都可以幫助鈣質的消化和吸收。

千萬要注意

孕婦吃蝦注意事項

有的人擔心孕婦是否能夠吃蝦，如果孕婦對於蝦沒有什麼過敏的反應，是完全可以正常食用的。如果孕婦對蝦等海鮮產品有過敏的情況，那麼就不要吃蝦了。

其實，不管我們吃任何東西，都要做到適可而止，不要一下子吃得過多，以免引起腸胃的不適。

當孕婦正在上火的時候也不要吃蝦，由於蝦屬於動風發物，因此，患有皮膚疥癬者也不宜食用。

我們還需要注意，在蝦的背面，是有蝦線的，而這些其實是蝦沒有排泄乾淨的廢棄物，假如不小心吃到嘴裡，就會有一種泥腥味，很影響我們

的食慾，所以吃蝦的時候應該去掉。

　　而且我們在吃蝦的同時，千萬不要和某些水果一起吃。因為蝦裡面含有比較豐富的蛋白質和鈣等營養物質，如果我們把它們與含有鞣酸的水果，例如葡萄、山楂、石榴、柿子等一起食用，不僅會降低蛋白質的營養含量，甚至鞣酸和鈣酸結合所形成的鞣酸鈣會對胃腸造成極大的刺激，引起我們的身體不適，嚴重的時候會出現噁心、嘔吐、頭暈，以及腹痛、腹瀉等症狀。如果我們非要吃水果，一定要和海鮮間隔 2 個小時以上。

　　孕婦由於情況特殊，因此身體需要大量的蛋白質，而蝦當中就含有非常豐富的蛋白質，再加上蝦的肉質鬆軟，孕婦也非常容易消化。

　　需要提醒孕婦們注意的是，在懷孕的初期，也就是懷孕前 3 個月，孕婦吃蝦對於孩子是沒有任何影響的，甚至多吃蝦還能夠有效保護心血管。

　　而從懷孕的第 4 個月開始，這個時候孩子就要開始發育骨骼了，對於孕婦而言，也就要開始注意補鈣。我們前面提到了，蝦當中含有很高的鈣，所以孕婦此時可以多吃一些蝦，從而有效促進孩子骨骼的生長和發育。

第九章
健康飲食有技巧，會吃調味料美味來

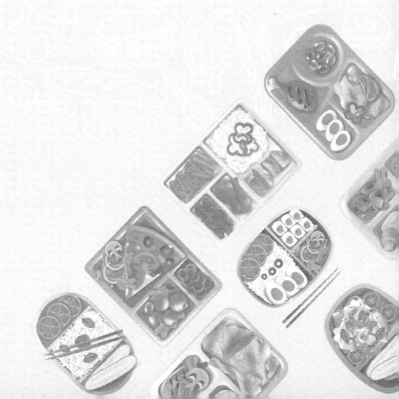

蔥 ── 解毒，發汗

為什麼要吃

蔥，上面青色，下面白色，不僅長得好看，而且用途廣泛。

蔥，在古代，被人們稱為菜伯、和事草等。

蔥裡面含有一種特殊的揮發油，而在揮發油裡面含有一種叫做大蒜素的物質，這種物質具有非常強的殺菌作用，可以有效預防春夏季節的呼吸道染病，傷風感冒等病症。

在民間有這樣一句話：「常吃蔥，人輕鬆。」蔥，也是有時效性的，每年春天時候的蔥，可以說是這一年當中營養最為豐富，吃起來最嫩、最香的。

原因很簡單，因為這一季節生長出來的蔥，因氣候以及土壤的關係，成為了一種特殊的食材，不僅能夠有效地幫助人們恢復身體的各項機能，讓我們補充熱量，還非常適合貧血、低血壓以及怕冷的人。

關於蔥的吃法，在現實生活中有很多種。很多人把蔥當做調味品，還有的地方把蔥當作蔬菜食用。

比如：蔥香豆皮、蔥爆海參等，這些都是家喻戶曉的美味佳餚和口味絕好的營養食品。

以蔥煲湯可增加食慾、強脾健身。其實早在宋代的時候，朱熹之女就曾經為朱熹燒制了蔥湯，有資料記載：「蔥湯麥飯兩相宜，蔥補丹田麥療飢，莫謂此中滋味薄，前村還有未炊時。」

根據推測計算，在每 100 克蔥當中，含有水分 90 克，蛋白質 2.5 克，脂肪 0.3 克，碳水化合物 5.4 克，還含有包括鈣、磷、鐵在內的多種礦物

質和維他命。不僅如此，蔥裡面還含有原果膠、水溶性果膠、硫胺素、核黃素、菸鹼酸和大蒜素等多種成分。

1　解熱祛痰：蔥當中所含有的揮發油等成分，能夠刺激我們身體的汗腺，從而達到發汗散熱的作用，而且，蔥油還能夠刺激上呼吸道，也能夠讓黏痰更容易咳出。

2　助消化、促吸收：蔥還具有刺激身體消化液分泌的作用，多吃可以健脾開胃，增強食慾。

3　抗菌殺毒：蔥內含有一種大蒜素，這種物質具有明顯的抵禦細菌，抵抗病毒的作用，尤其是對於痢疾桿菌和皮膚真菌，具有非常強的抑制作用。

4　防癌抗癌：蔥所含有的果膠，可以有效地減少結腸癌的發生，具有抗癌的作用，不僅如此，除了果膠之外，蔥內的蒜辣素也能夠抑制癌細胞的生長。

到底怎麼吃

1　小蔥拌豆腐：蔥當中含有草酸，它與豆腐相接觸，很容易形成草酸鈣，而草酸鈣阻礙人體對於鈣質的吸收，其實，不光是豆腐，蔥也不能夠和其他含鈣量比較高的食物一起食用，這樣不利於鈣的吸收。

2　蔥燉公雞肉：這種吃法極其容易上火，對於平時動不動就上火的人，不要選擇這種吃法，還有就是鼻炎患者，在食用這道菜的時候，可能會導致病情的加重。

3　吃蔥不要喝蜂蜜：由於蔥有特殊的味道，很多人喜歡吃完蔥之後喝蜂蜜水，但是，蜂蜜當中的各種酶類會與蔥所含有的某些物質發生反應，產生對人體有害的物質，特別容易出現腹瀉，胃腸道不適的症狀。

4　食用六味地黃丸藥品時，不適合吃蔥：大家都知道，六味地黃丸可以說是中醫的瑰寶之一，但是蔥又是我們日常生活中不可缺少的配料。可能

很多人都想知道，如果把蔥和六味地黃丸一起吃，到底會出現什麼樣的情況。蔥、蒜味辛、性溫，具有通陽活血、驅蟲解毒、發汗解表的功效，尤其是對於感冒、風寒、頭痛以及痢疾具有非常好的治療效果。

可是，蔥的這些功效在中醫理論看來是與六味地黃丸裡面的一味藥材 —— 地黃，相互抵消的，因此，如果把兩者放在一起食用，顯然是犯了一個重大的錯誤。

蔥棗湯

材料：紅棗、蔥白。

做法：

將紅棗洗淨，用水泡發，放入鍋內，加入適量的水；

用小火燒沸，時間大約 20 分鐘，之後放入洗淨的蔥白，繼續用小火煎 10 分鐘即可。

服用指南：

我們在服用此湯時，最好每天 2 次。此湯具有補益脾胃、散寒通陽的功效，可以輔助治療心氣虛弱、胸中煩悶、失眠多夢、健忘症等疾病。

蔥燉豬蹄

材料：蔥、豬蹄、食鹽。

做法：

先將豬蹄的毛拔掉，洗乾淨，並用刀在豬蹄上劃口；

蔥切段，與豬蹄一同放入砂鍋中，加入適量的水和食鹽；

先使用大火燒沸，之後再用小火燉熬，直到熟爛為止。

服用指南：

此菜餚具有補血消腫、通乳的功效，非常適合血虛體弱、四肢疼痛、形體浮腫、瘡瘍腫痛、孕婦生產之後乳汁少的人服用。

蔥白粥

材料：蔥白、粳米、白糖。

做法：先煮粳米，把粳米煮熟之後，再把切成段的蔥和白糖放入，熬熟即可。

服用指南：這種粥別看簡單，但是具有解表散寒、養胃補中的功效。非常適合風寒感冒、頭痛鼻塞、體熱無汗、面目浮腫以及消化不良的人。

千萬要注意

1 體表虛弱、多汗的人不宜吃蔥。

2 食用蔥要適度，多吃蔥會損傷視力。

3 通常情況下，一般人都可以食用蔥，但是患有胃腸道疾病，尤其是出現潰瘍病的患者不宜吃蔥。

4 蔥對於人體的汗腺刺激很明顯，有狐臭的人在夏天最好不要食用。

薑 —— 驅寒，殺菌

為什麼要吃

有這樣一則飲食名諺：「冬吃蘿蔔夏吃薑，不勞醫生開藥方。」也許有很多人要問，在冬天吃薑能夠保暖禦寒，溫中健胃，可是為什麼在炎熱的夏季，我們還需要吃生薑呢？其實，之所以會這樣，是與薑的多種藥用功

效有關係的。

在古代，薑就成為了醫學當中的一味良藥。明代的藥物學家李時珍甚至曾經說，薑「可蔬可和，可果可藥，其利博矣。凡早行山行，宜含一塊，不犯霧露清溼之氣，及山嵐不正之邪」。

薑味辛，性微溫，具有發表散寒、溫中止嘔、去痰止咳，以及養胃、抗衰、解毒、抑菌、止痢、止瀉、抗癌等多種功效。

薑本身含有揮發油，它的主要成分是薑醇、薑酮、薑酚、薑烯、水芹烯、檸檬醛、芬香醇等，甚至還包括辣味成分的薑辣素，以及其他多種礦物質和維他命。

而且，現代的醫藥學研究還發現，生薑可以增強血液的循環，刺激胃液分泌，從而讓腸道處於興奮狀態，促進消化。

透過所做的體外實驗，我們則可以發現，生薑對於堇色毛癬菌具有非常強的抑制作用，不僅如此，生薑還能夠有效殺死陰道滴蟲感染。

每當到了夏天，天氣炎熱，我們很容易受到暑熱的侵襲，因此也會出汗過多。而這就會導致唾液和胃液的分泌相對減少，沒有食慾，再加上人體透過汗液丟失了很多的礦物質、微量元素，甚至是各種維他命，更加影響了我們自身能量的消耗，顯得力不從心。

在炎熱的夏季，特別是我們在吃飯的時候，或者是在烹製美味菜餚的時候，如果能夠放上幾片生薑，那麼生薑裡面的薑辣素就會刺激舌頭上面的味覺神經，甚至還可以刺激到胃黏膜上面的感受器，而這一神經反射則會促使胃腸道沖血，瞬間增強胃腸的蠕動，從而促進胃腸消化液的分泌，加強人體的消化功能。

除此之外，生薑還能夠刺激小腸，讓腸黏膜的吸收能力更強，達到了

健脾養胃、促進消化、增進食慾的功效，而這對於補充人體必需的營養和提高身體的抗病能力是非常有幫助的。

由於每年到了夏天，細菌和病毒總是異常的活躍，而我們也總是喜歡在夏天飲用一些冰涼的飲料或者食用涼菜之類的冷品。可是，這些食品在夏天，是非常容易被外界病菌汙染的，我們食用了被汙染的食物，就會出現噁心、嘔吐、腹瀉等急性胃腸炎的症狀，但是，生薑當中的揮發油則有強大的殺菌和解毒的功效。

所以，如果我們能夠適當地吃一些生薑，或者是用乾薑加綠茶沖泡「薑茶」飲用，那麼對於預防一些疾病，特別是胃腸疾病是非常有幫助的。

夏季除了上面的冷製食物之外，由於氣溫比較高，魚肉、果菜都是不容易保存的，時間稍微一長，就會變得不新鮮了，可是，如果在炒菜的時候放入一些生薑，那麼不僅可以調味，還能夠發揮解毒的作用。

最近幾年，荷蘭的醫學家透過試驗還發現：生薑還具有一些抗生素的作用，尤其是抵抗消化道沙門氏菌的效果非常明顯，其次，抵抗一些真菌、葡萄球菌及陰道滴蟲也有不錯的效果。

在夏季，很多人總是喜歡用涼水洗澡，或者是在室外露宿，甚至有的時候睡覺也會把電扇、冷氣開得很大，而這些行為都很容易導致寒邪侵襲，非常容易引發感冒、咳嗽等症狀。

由於生薑的揮發油能夠促進血液循環，因此，這對於大腦皮層、心臟、延腦的呼吸中樞以及血管運動中樞都具有一定的興奮作用。

如果我們感覺自己身體受涼的時候，不妨及時喝一些生薑湯，那麼就能夠提神醒腦，疏風散寒，從而有效預防感冒和腹瀉的發生。

除此之外，中醫還認為，生薑還具有提神醒腦的功效。每到夏季，很

多人都會發生中暑昏厥，嚴重者甚至出現不省人事的狀況，這個時候，我們只需要喝下一杯薑汁，就能夠讓症狀得到明顯改善，讓昏厥的患者快速甦醒。

　　但是需要提醒大家的是，生薑辛溫，我們一次千萬不要過多食用。陰虛內熱，肺熱咳嗽，上火便祕，以及患痔瘡的人，是不應該食用生薑的，以免加重病情。

到底怎麼吃

　　關於薑的吃法其實有很多種，例如：比較常見的有喝薑湯，吃薑粥，更不要說炒菜熱油的時候放入薑絲、薑末等等了。用這樣的方法來利用生薑，不僅菜餚的味道鮮美，而且還有助於開脾健胃，提神，增加我們的食慾，提高胃腸對於食物的吸收利用率。

　　但是，生薑既然是中醫裡面的一味良藥，那麼肯定具有一定的藥理作用，所以，我們還是應該了解和注意生薑的一些食用禁忌：

1　生薑不要去皮。很多人在食用生薑的時候總是喜歡削皮，其實這樣做不僅不能夠發揮生薑的整體功效，還會破壞生薑的營養元素。

2　凡是屬於陰虛火旺、目赤內熱者，或者是患有癰腫瘡癤、肺炎、肺膿腫、肺結核、胃潰瘍、膽囊炎、腎盂腎炎、糖尿病、痔瘡者，建議不要長期食用生薑。

3　如果我們從治療疾病的角度來考慮，生薑紅糖水也僅僅只是適用於風寒感冒，以及因為淋雨著涼所引起的胃寒、發熱等症狀，不能夠治療暑熱感冒和風熱感冒。更不能夠用生薑紅糖水來治療中暑。

　　當然，我們飲用新鮮的薑汁可以有效地治療因為受風寒而引起的嘔吐症狀，但是對於其他類型的嘔吐症狀是沒有效果的。

4   腐爛變質的生薑不要食用。很多人發現生薑變質，也不捨得扔，想著生薑只是當作調味料，所以依舊食用，這可以說是得不償失，因為變質的生薑會產生一種毒性非常強的物質，會導致肝細胞變性壞死，誘發肝癌、食道癌等多種嚴重的疾病。

5   吃生薑要適度。上面介紹了生薑的很多強大功效，但是生薑絕對不是食用越多越好，特別是到了夏季，天氣炎熱，我們很容易口乾、煩渴、咽痛、汗多，而生薑又屬於性辛溫的熱性食物，我們如果食用過多，以上症狀反而會更加嚴重，其實，我們只需要在炒菜或者是做湯的時候放入幾片生薑即可。

蒜 —— 天然土黴素

為什麼要吃

1. 強力的殺菌功效

大蒜，被人們稱之為天然的植物寬譜抗菌素，在大蒜當中，含有大量的大蒜素、硫化合物，而這些物質都具有超強的抗菌消炎的功效，對於多種球菌、桿菌、真菌以及某些病毒等能夠發揮極高的抑制作用，甚至還可以殺滅，因此，大蒜也成為了從古至今，人們所發現的天然植物當中殺毒、抗菌作用最明顯的植物之一。

當大蒜進入我們體內，就可以與細菌的胱胺酸迅速發生反應，從而生成結晶狀的沉澱物質，而這一物質會破壞細菌產生所必需的硫胺基生物內的巰基，從而讓細菌的代謝發生紊亂，因此，細菌也就沒有辦法生長和繁殖了。

透過實驗發現，大蒜的殺菌能力相當於青黴素的 1/10，而且，對於很

多病原細菌，例如葡萄球菌、腦膜炎、肺炎、鏈球菌以及白喉、痢疾、結核桿菌等很多病原細菌都具有明顯的抑制和殺滅作用。

不僅如此，大蒜的殺菌效果要比我們想像的強大很多，它還可以殺死多種致病真菌和鉤蟲、蟯蟲、滴蟲等寄生蟲。所以說，生吃大蒜絕對是預防流感和腸道感染疾病最快速、有效的方法。

但是，在這裡也需要特別提醒大家的是，大蒜素並不穩定，尤其是在高溫情況下非常容易遭到破壞，從而也就失去了自身強大的殺菌作用。

2. 改善人體的醣類代謝

經過大量的臨床研究發現，生食大蒜可以提高我們正常人的葡萄糖耐量功效，而且還能夠促進胰島素的分泌，從而增加組織細胞對於葡萄糖的利用效果，降低血糖指數。

3. 預防感冒

大蒜內含有一種叫做「硫化丙烯」的辣素，而它對於病原菌和寄生蟲具有非常明顯的殺滅作用，也就是這一原因，大蒜才可以有效預防感冒，減輕發燒、咳嗽、喉嚨痛、鼻塞等病症。

4. 抵抗疲勞

很多專家透過研究發現：豬肉是富含維他命 B1 比較豐富的食物之一，而維他命 B1 在與大蒜素相互結合之後，才能夠充分發揮消除疲勞、恢復體力的作用。

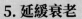

5. 延緩衰老

大蒜裡面的某些成分，具有類似於維他命 E 和維他命 C 的抗氧化物質，能夠防止衰老。

6. 有效降低血糖

大蒜可以有效促進體內胰島素的分泌，增加組織細胞，有利於消化吸收，從而提高人體的葡萄糖耐量，而且還能夠快速降低體內的血糖指數，甚至，還能夠有效殺死由於感染而誘發糖尿病的各種病菌，也就達到了高效預防和治療糖尿病的效果。

7. 保護肝功能

大蒜裡面還含有一種微量元素 —— 硒，而硒透過參與血液的有氧代謝，可以清除毒素，從而減輕肝臟的解毒負擔，具有保護肝臟的作用。

8. 防治腫瘤和癌症

現如今，很多專家透過研究發現，大蒜裡面所含有的硫化合物可以促進腸道產生一種酶，我們把這種酶稱為蒜臭素，而它則能夠有效增強身體的免疫能力，從而阻斷脂質過氧化的形成，以及抵抗突變等多種形式，還可以消除腸道裡的物質出現癌病變的危險。

在大蒜內，鍺和硒等元素都能夠抑制腫瘤細胞和癌細胞的生長，而且透過實驗人們發現，癌症發生率最低的族群都有一個共同的特點，就是血液當中所含有的硒含量很高。美國的癌症組織也認為，在全世界所有的植物當中，最具有抗癌潛力的植物就是大蒜。

9. 治療陽痿，保持旺盛精力

透過研究發現，大蒜在治療陽痿這方面確實能夠發揮一定的作用。由於大蒜本身是有利於血液循環的，而血液循環的順暢則是勃起功能非常重要的條件。但是，大蒜到底是如何治療陽痿的，是透過一個什麼樣的機制，至今仍無法解答。但是，也有一些專家聲稱，大蒜可以刺激身體產生一氧化氮合酶，而這種酶是男性勃起所必不可少的一種酶。

不僅如此，大蒜還可以刺激雄性激素的分泌，有效改善由於腎氣不足而導致的渾身無力等症狀，甚至在一定程度上還可以有效促進男性精子的生成，提高精子數量，改善精子品質。

而且，現代醫學也認為，血液是否健康，這是影響男性勃起功能一個非常關鍵的因素。現如今，很多人由於生活和工作的壓力，不注意自身良好的生活習慣，從而導致了高血脂等一系列問題，其實，從某種意義上來說，這些都可以算成是男性勃起功能障礙不斷增加的原因。由於大蒜可以促進和改善血液循環，因此，對於男性勃起具有一定幫助。

10. 抵抗過敏

我們每天生吃一些大蒜，就能夠減輕身體出現的各種過敏反應，特別是對於因為溫度變化而引起的過敏症狀。我們可以在過敏季節來臨之前的一段時間內，通常是前幾週，就開始生吃大蒜，相信等到過敏季節來臨的時候，一定可以讓你舒服度過。

11. 排毒清腸，預防胃腸疾病

上面已經講到，大蒜能有效抑制和殺死幽門螺旋桿菌等其他細菌病毒，而這些細菌病毒是造成腸胃疾病的罪魁禍首，清除了這些細菌病毒，

也就清除了我們人體腸胃當中的有毒物質，除此之外，大蒜還能夠刺激胃腸黏膜，不僅能增加食慾，還能加速消化，有利於胃腸有毒物質的排除。

12. 預防心腦血管方面的疾病

有一項流行病學研究的結果顯示：在人均每天生吃大蒜達到 20 克的地區，心腦血管疾病發生死亡的機率要遠遠低於其他一些不習慣生吃大蒜的地區。

由於大蒜裡面所含有的物質能夠有效預防心腦血管中的脂肪沉積，加速和誘導組織內部的脂肪代謝，這樣一來，等於是明顯增加了纖維蛋白溶解的活性，也就降低了膽固醇，抑制血小板的聚集，最終達到了降低血漿濃度的目的。

而且，大蒜還能夠增加小動脈的擴張度，一度讓血管舒張，血壓發生變化，換句話說，可以增加血管的通透性，從而達到抑制血栓形成，以及預防動脈硬化的效果。

其實，我們每天並不需要吃過多的大蒜，只要我們每天吃 2～3 瓣大蒜，就可以達到了降低血壓的效果。

到底怎麼吃

大蒜吃法決定防病功效

關於大蒜正確的生吃方法，我們應該把整瓣大蒜放入嘴裡面嚼碎。可是實際上，有很多人習慣把生大蒜切碎之後，再拌以醬油沾食。

其實，大蒜裡面所含有的有效活性成分很不穩定，非常容易因為大蒜本身長時間的放置而氧化，或者是因高溫（超過攝氏 56℃）發生變化，失

去了本來的作用，因此，如果大家真的想透過吃大蒜來保健身體，就必須注意吃大蒜的方法，一定要一下把整粒大蒜直接放入口中咬碎吞服。

整個吞進去，不嚼行不行？

因為大蒜裡面所含有的硫化合物自身具有非常強的黏膜刺激性，為此很多人總是擔心和無法接受那種又辛、又熱、又辣的味道，所以，總是會像吃藥一樣，把大蒜整粒吞服，並不嚼碎。

但是，蒜素是完整保存在大蒜內部的，而我們也只有把大蒜咬碎，才能夠讓蒜素的前質與酵素發生作用，產生生物活性的蒜素。

整瓣蒜嚼著吃，有沒有害？

如果你非常喜歡咀嚼一瓣一瓣的大蒜，喜歡這種味道和感覺，那麼你的吃法是非常正確的。但是，在現實生活中，有很多人，甚至可以說大部分人都不能夠接受，甚至是討厭大蒜的味道。

而且，生嚼大蒜還有一個非常嚴重的問題，因為我們人體的消化道黏膜也是難以接受大蒜當中硫化物的刺激，甚至還有一些人會因為生吃大蒜發生過敏性的症狀，讓人體的胃部產生燒灼的不適感。這樣的人吃蒜要慎重。

吃大蒜會傷肝嗎？

由於大蒜具有辛辣刺激的特性，所以，大蒜吃多了是會在一定程度上傷害肝臟的，因此，肝病患者應該慎食。

簡單的家常便飯，不簡單的營養學問

冰箱的食材，日常的習慣，正確的觀念，原來美味與養生結合如此簡單！

作　　者：陳明憲，盧維

發 行 人：黃振庭

出 版 者：崧燁文化事業有限公司

發 行 者：崧燁文化事業有限公司

E-mail：sonbookservice@gmail.com

粉 絲 頁：https://www.facebook.com/
　　　　　sonbookss/

網　　址：https://sonbook.net/

地　　址：台北市中正區重慶南路一段六十一號八
　　　　　樓 815 室

Rm. 815, 8F., No.61, Sec. 1, Chongqing S. Rd.,
Zhongzheng Dist., Taipei City 100, Taiwan

電　　話：(02)2370-3310

傳　　真：(02) 2388-1990

印　　刷：京峯彩色印刷有限公司（京峰數位）

律師顧問：廣華律師事務所 張珮琦律師

定　　價：375 元

發行日期：2022 年 04 月第一版

◎本書以 POD 印製

國家圖書館出版品預行編目資料

簡單的家常便飯，不簡單的營養學
問：冰箱的食材，日常的習慣，正
確的觀念，原來美味與養生結合如
此簡單！/ 陳明憲，盧維著 . -- 第一
版 . -- 臺北市：崧燁文化事業有限
公司，2022.04
　面；　公分
POD 版
ISBN 978-626-332-295-0(平裝)
1.CST: 食物 2.CST: 營養 3.CST: 健
康飲食
411.3　　111004277

電子書購買

臉書